中医临床必读丛书

伤寒总病论

宋·庞安时　著
王　鹏　王振国　整理

人民卫生出版社

图书在版编目（CIP）数据

伤寒总病论/宋·庞安时著　王鹏　王振国整理．
—北京：人民卫生出版社，2007.9
（中医临床必读丛书）
ISBN 978-7-117-08788-9

Ⅰ．伤…　Ⅱ．①庞…　②王…　③王…　Ⅲ．伤寒论-研究　Ⅳ．R222.29

中国版本图书馆 CIP 数据核字（2007）第 082685 号

中医临床必读丛书
伤寒总病论

著　　者：宋·庞安时
整　　理：王　鹏　王振国
出版发行：人民卫生出版社（中继线 010-59780011）
地　　址：北京市朝阳区潘家园南里 19 号
邮　　编：100021
E - mail：pmph @ pmph. com
购书热线：010-59787592　010-59787584　010-65264830
印　　刷：北京盛通数码印刷有限公司
经　　销：新华书店
开　　本：850×1168　1/32　**印张**：5
字　　数：79 千字
版　　次：2007 年 9 月第 1 版　2025 年 5 月第 1 版第 8 次印刷
标准书号：ISBN 978-7-117-08788-9/R·8789
定　　价：11.00 元

出版者的话

中医要发展创新，提高临床疗效是必由之路。而提高临床疗效的捷径，就是继承前人宝贵的诊疗理论和丰富的临床经验。古今大凡著名医家，无不是在熟读古籍，继承前人经验的基础上而成为一代宗师的。厚积薄发，由博返约，是读书成才的必然过程。步入21世纪，中医的发展与创新仍然离不开继承，而继承的第一步必须是熟读中医古籍，奠定基础。这好比万丈高楼，筑基必坚；参天大树，扎根必深。

为了在新世纪进一步发展中医，提高中医临床疗效水平，针对目前中医现状，国家中医药管理局启动了“优秀中医临床人才研修项目”。该计划首批精选培养名中医200名左右，期望在新世纪再培养一大批中医临床大家，为我国人民的医疗保健再做贡献。做临床，必读古籍；做名医，更需要熟悉古籍并能灵活应用。为了适应中医临床人才培养计划，我们从“优秀中医临床人才研修项目”必读书目中先期精选了中医各科必读的70余种整理后已相继出版发行，应广大读者要求，经全国著名中医专家王永炎、余瀛鳌等推荐和论证，续增34种，使《中医临床必读丛书》的出版渐臻完备。本丛书共105种，所选精当，涵盖面广，多为历代医家推崇，尊为必读经典著作，在中医学发展的长河中，占有重要的学术地位。

本次整理突出了以下特点：①力求原文准确，每种医籍均由各科专家遴选精善底本，加以严谨校勘，为读者提供精确的原文。②原则上只收原文，不作校记和注释，旨在使读者在研习之中渐得旨趣，体悟真谛。③每书撰写了导读，介绍该书的作者生平、成书背景、学术特点，及对临床的指导意义以及如何学习运用等内容，提要钩玄，以启迪读者。为便于读者检索，书后附以索引。

期望本丛书的出版，能真正起到读古籍，筑根基，做临床，提疗效的作用，有助于中医临床人才的培养和成长，以推动我国中医药事业的发展与创新。

一、经典著作

《灵枢经》
《黄帝内经素问》
《伤寒论》
《金匮要略》
《温病条辨》
《温热经纬》

二、诊断类著作

《脉经》
《诊家枢要》
《濒湖脉学》

三、通用著作

《中藏经》
《伤寒总病论》
《素问玄机原病式》
《三因极一病证方论》
《素问病机气宜保命集》
《内外伤辨惑论》
《儒门事亲》
《脾胃论》
《兰室秘藏》
《格致余论》
《丹溪心法》
《景岳全书》
《医贯》
《理虚元鉴》
《明医杂著》
《万病回春》
《慎柔五书》
《内经知要》
《医宗金鉴》
《石室秘录》
《医学源流论》
《兰台轨范》
《杂病源流犀烛》
《古今医案按》
《笔花医镜》
《类证治裁》
《医林改错》

《血证论》
《名医类案》
《医学衷中参西录》
《丁甘仁医案》

四、各科著作

(一) 内科

《金匮钩玄》
《秘传证治要诀及类方》
《医宗必读》
《医学心悟》
《证治汇补》
《医门法律》
《张氏医通》
《张聿青医案》
《临证指南医案》
《症因脉治》
《医学入门》
《先醒斋医学广笔记》
《温疫论》
《温热论》
《湿热论》
《串雅内外编》
《医醇賸义》
《时病论》

(二) 外科

《外科精义》
《外科发挥》
《外科正宗》
《外科证治全生集》
《疡科心得集》

(三) 妇科

《经效产宝》
《妇人大全良方》
《女科经纶》
《傅青主女科》
《竹林寺女科秘传》
《济阴纲目》
《女科辑要》

(四) 儿科

《小儿药证直诀》
《活幼心书》
《幼科发挥》
《幼幼集成》

(五) 眼科

《秘传眼科龙木论》
《审视瑶函》
《银海精微》
《目经大成》
《眼科金镜》

(六) 耳鼻喉科

《重楼玉钥》
《口齿类要》
《喉科秘诀》

(七) 针灸科

《针灸甲乙经》
《针灸资生经》
《针经摘英集》
《针灸大成》
《针灸聚英》

（八）骨伤科

《永类钤方》

《仙授理伤续继秘方》

《世医得效方》

《正体类要》

《伤科汇纂》

《厘正按摩要术》

（九）养生

《寿亲养老新书》

《遵生八笺》

《老老恒言》

五、方药类著作

《太平惠民和剂局方》

《医方考》

《本草原始》

《医方集解》

《本草备要》

《得配本草》

《成方切用》

《时方妙用》

《验方新编》

人民卫生出版社

2007年3月

序

中医药学是具有中国特色的生命科学，是科学与人文融合得比较好的学科，在人才培养方面，只要遵循中医药学自身发展的规律，只要把中医理论知识的深厚积淀与临床经验的活用有机的结合起来，就能培养出优秀的中医临床人才。

近百余年西学东渐，再加上当今市场经济价值取向的作用，使得一些中医师诊治疾病，常以西药打头阵，中药作陪衬，不论病情是否需要，一概是中药加西药。更有甚者不切脉、不辨证，凡遇炎症均以解毒消炎处理，如此失去了中医理论对诊疗实践的指导，则不可能培养出合格的中医临床人才。对此，中医学界许多有识之士颇感忧虑而痛心疾首。中医中药人才的培养，从国家社会的需求出发，应该在多种模式多个层面展开。当务之急是创造良好的育人环境。要倡导求真求异，学术民主的学风。国家中医药管理局设立了培育名医的研修项目，首先是参师襄诊，拜名师制订好读书计划，因人因材施教，务求实效。论其共性则需重视“悟性”的提高，医理与易理相通，重视易经相关理论的学习；还有文献学、逻辑学，生命科学原理与生物信息学等知识的学习运用。“悟性”主要体现在联系临床，提高思想思考思辨的能力，破解疑难病例获取疗效。再者是熟读一本临证案头书，研修项目精选的书目可以任选，作为读经典医籍研修晋阶保底的基本功。第二是诊疗环境，我建议城市与乡村、医院与诊所、病房与门诊可以兼顾，总以多临证多研讨为主。若参师三五位以上，年诊千例以上，必有上乘学问。第三是求真务实，“读经典做临床”关键在“做”字上苦下功夫，敢于置疑而后验证、诠释进而创新，诠证创新自然寓于继承之中。

中医治学当溯本求源，古为今用，继承是基础，创新是归宿，认真继承中医经典理论与临床诊疗经验，做到中医不能丢，进而才是中医现代化的实施。厚积薄发、厚今薄古为治学常理。所谓勤求古训、融汇新知，即是运用科学的临床思维方法，将理论与实践紧密联系，以显著的疗效、诠释、求证前贤的理论，寓继承之中求创新发展，从理论层面阐发古人前贤之未备，以推进中医学科的进步。

综观古往今来贤哲名医均是熟谙经典，勤于临证，发遑古义，创立新说者。通常所言的“学术思想”应是高层次的成就，是锲而不舍长期坚持“读经典做临床”在取得若干鲜活的诊疗经验的基础上，应是学术闪光点凝聚提炼出的精华。笔者以弘扬中医学学科的学术思想为己任而决不敢言自己有什么学术思想，因为学术思想一定要具备有创新思维与创新成果，当然是在继承为基础上的创新；学术思想必有理论内涵指导临床实践，能以提高防治水平；再者学术思想不应是一病一证一法一方的诊治经验与心得体会。如金元大家刘完素著有《素问玄机原病式》，自述“法之与术，悉出《内经》之玄机”，于刻苦钻研运气学说之后，倡“六气皆从火化”，阐发火热病证脉治，创立脏腑六气病机、玄府气液理论。其学术思想至今仍能指导温热、瘟疫的防治。非典型传染性肺炎(SARS)流行时，运用玄府气液理论分析证候病机，确立治则治法，遣药组方获取疗效，应对突发公共卫生事件造福群众。毋庸置疑刘完素是“读经典做临床”的楷模，而学习历史，凡成中医大家名师者基本如此，即使当今名医具有卓越学术思想者，亦无例外，因为经典医籍所提供的科学原理至今仍是维护健康防治疾病的准则，至今仍葆其青春，因此“读经典做临床”具有重要的现实意义。

值得指出，培养临床中坚骨干人才，造就学科领军人物是当务之急。在需要强化“读经典做临床”的同时，以唯物主义史观学习易经易道易图，与文、史、哲，逻辑学交叉渗透融合，提高“悟性”指导诊疗工作。面对新世纪东学西渐是另一股潮流，国外学者研究老聃、孔丘、朱熹、沈括之学，以应对技术高速发展与理论相对滞后的矛盾日趋突出的现状。譬如老聃是中国宇宙论的开拓者，惠施则注重宇宙中一般事物的观察。他解释宇宙为总包一切之“大一”与极微无内之“小一”构成，大而无外小而无内，大一寓有小一，小一中又涵有大一，两者相兼容而为用。如此见解不仅对中医学术研究具有指导作用，对宏观生物学与分子生物学的链接，纳入到系统复杂科学的领域至关重要。近日有学者撰文讨论自我感受的主观症状对医学的贡献和医师参照的意义；有学者从分子水平寻求直接调节整体功能的物质，而突破靶细胞的发病机制；有医生运用助阳化气，通利小便的方药能同时改善胃肠症状治疗幽门螺杆菌引起的胃炎，还有医生使用中成药治疗老年良性前列腺增生，运用非线性方法，优化观察指标，不把增生前列腺的直径作为惟一的“金”指标，用综合量表评价疗效而获得认许，这就是中医的思维，要坚定地走中国人自已的路。

人民卫生出版社为了落实国家中医药管理局设立的培育名医的研修项目，先从研修项目中精选70余种陆续刊行，为进一步扩大视野，续增的品种也是备受历代医家推崇的中医经典著作，为我们学习提供了便利条件，只要我们“博学之，审问之，慎思之，明辩之，笃行之”，就会学有所得、学有所长、学有所进、学有所成。治经典之学要落脚临床，实实在在去“做”，切忌坐而论道，应端正学风，尊重参师，教学相长，使自已成为中医界骨干人才。名医不是自封的，需要同行认可，而社会认可更为重要。让我们互相勉励，为中国中医名医战略实施取得实效多做有益的工作。

王永炎

2007年3月5日

导读

《伤寒总病论》是作者多年潜心研究《伤寒论》的结晶。书中前三卷论述伤寒六经证，后三卷论述暑病等热病。作者于书中正式提出寒温分治的观点，认为伤寒与温病是性质不同的两类外感热病，对后世温病学说的创立和发展具有重要启示作用，实为一本较好的中医学参考书。

一、《伤寒总病论》及其作者

《伤寒总病论》作者为宋代医家庞安时（1042—1099）。庞安时，字安常，宋代蕲州蕲水（今湖北浠水县麻桥）人，我国北宋时期著名伤寒学家之一。庞安时少时即喜医方，多年潜心研究《伤寒论》，其学术思想上承《内经》、《难经》，旁涉诸家，阐发伤寒，推论温病，每多真知灼见。文献记载其著述有《伤寒总病论》、《难经辨》、《本草补遗》、《主对集》、《验方集》、《家藏秘宝方》等，除《伤寒总病论》外，其他书籍均已散佚。

《伤寒总病论》是庞安时的代表著作。全书共 6 卷，卷一叙论重点对外感病的病因、病机、分类、传变、治疗、预后等进行了阐述，提出“寒毒”概念，并统论六经分证；卷二论述汗、吐、下、温、灸等治法，将《伤寒论》有关条文及汤方按治法归类加以论述，并补充了后世许多效验方剂；卷三论述与伤寒有关的临床病证，如结胸、痞气、阴阳毒、狐惑、百合、劳复等；卷四论暑病、时行、寒疫、斑痘等；卷五论述天行温病、黄病、小儿伤寒等；卷六载伤寒杂方、妊娠杂方、伤寒暑病通用针刺法、伤寒温热病死生候、差后禁忌、仲景脉说等。每证之下，有论有方。其处方用药，在《伤寒论》的基础上，参考诸家学说并结合个人实践经验，有所补充和发挥。本书是研究《伤寒论》较有影响的著作。

二、《伤寒总病论》的主要学术特点及临床指导意义

概括而言，本书主要学术特点及对临床的指导意义有以下几方面。

1. 明辨寒温之异，首开温病门户

宋代以前，温病归于伤寒范畴，治疗亦一宗伤寒之法。庞氏有感于当时医家不能区别伤寒与温病，以及治疗上以伤寒方治温病的弊端，明确指出了辨别伤寒与温病的重要性，其在《伤寒总病论》中说：“四种温病，败坏之候，自王叔和后，鲜有炯然详辨者，故医家一例作伤寒行汗下……温病误作伤寒行汗下必死，伤寒汗下尚有错谬，又况昧于温病乎！天下枉死者过半。”庞氏所谓四种温病，指风温、温疟、湿温、温毒。他认为，“风温与中风脉同，温疟与伤寒脉同，湿温与中湿脉同，温毒与热病脉同，唯证候异而用药有殊耳，误作伤寒发汗者，十死无一生。”温病与伤寒即便脉象相类，但总体证治各异，不可混同，如风温证见脉阴阳俱浮，颈痛身热，汗出体重，乃先伤于风，后伤于热而为病，与伤寒中风证汗出恶风，脉阴弱阳浮，因受风邪而致营卫不和之证不同，治当从厥阴风、少阴火入手。《伤寒总病论》第一次将温病放于同伤寒平等的地位认识和辨治，不再从属于伤寒，对后世温病学科的形成、发展

产生了深远的影响。

2. 阐发天行温病，重视未病先防

《伤寒总病论》从病因上将温病分为两类，一类是伏气温病，由冬时感受寒毒之气，伏藏人体脏腑之间，至春夏阳气升发之时而引发，如《伤寒总病论》中说："辛苦之人，春夏多温热者，皆由冬时触冒寒毒所致，自春及夏至前为温病。"另一类是天行温病，由感受"异气"而发，具有流行性、传染性，如《伤寒总病论》中说："冬时伤非节之暖，名曰冬温之毒，与伤寒大异，即时发病者，乃天行之病耳。"此即后世所谓的温疫、疫疠。作者从其丰富的临床实践中观察到，发生这类疾病的主要原因，并非前人所说的"非其时而有其气"，而是感受了致病性很强的"异气"。书中认为，天行之病可以是感受"异气"而即时发病，也可以在患伤寒病的基础上再由感染"异气"所致。其感受异气而即时发病者，春有青筋牵，夏有赤脉攒，秋有白气狸，冬有黑骨温，四季有黄肉随。作者虽然针对异气的种类和发病机制没有详细论述，但已认识到上述病证均是由感受异气引起，随四时季节不同而有不同表现，这一认识在温病病因学领域无疑是一个新的突破，对后世临床实践起到了重要的研究指导作用。

3. 治温重用寒凉，创表里同治法

《伤寒总病论》认为，治疗温病必须重用寒凉药物，提倡采用清热解毒之法。书中治疗五脏温毒及四种温病等病证时，共选用16首方剂，其中用石膏者多达13方，少则一两，多至四两，或配知母、黄芩、大青叶以增强清热解毒之功；或配芒硝、大黄以攻下里热之积；或配淡竹叶、香豉以清浮游之热；或配玄参、生地黄、葳蕤以滋阴护液；或佐以桂枝、生姜以制其寒凉之性。同时，对温病兼有表证或属表里同病者，首倡以表里双解法治之。如论"温毒"证时说："寸口脉洪而大，数而滑，洪大荣气长，数滑胃气实，荣长则阳盛，怫郁不得出，胃实即牢难，大便苦干燥，三焦闭塞，津液不通。医复发汗，令阳气盛不周；复重下之，大便遂秘，小便不利。”表里双解一法，实为庞氏开其先河，其后，诸家有所发挥，日渐成为临床论治温病的重要治法之一。

4. 补充发挥仲景伤寒证治理论体系

作者从临床实际出发，对《伤寒论》方证作了进一步的补充和发挥，书中所引述的《伤寒论》方证，均属临床应用确切有效者。如论述桂枝汤适应证时说：“凡桂枝汤证，病者常自汗出，小便不数，手足温和，或手足指稍露之则微冷，覆之则温，浑身热，微烦而又憎寒，始可行之。”可见，作者对桂枝汤证自汗出恶风的症状描述可谓既细致入微，又准确明了。手足露之则冷，覆之又嫌热，病人自觉烦热却又怕冷，诚为实践之所得。同时，书中不仅强调临床应用桂枝汤时要辨证准确，亦要考虑到时令、地域等因素，灵活加减。书中还指出，治疗伤寒病要顾及到患者的体质因素及既往病史，此外，对众多伤寒杂证的辨治也进行了必要的补充说明，如治伤寒头痛者，用荆芥散；若头痛壮热，心中烦者，则用黄芩栀子汤等，均系补仲景未备之全新内容，至今仍具有重要的临床指导意义。

三、如何学习应用《伤寒总病论》

1. 结合经典，融会贯通

《伤寒总病论》是以《内经》经义为本，征引前贤名论，结合自己的临床经验，对《伤寒论》进行补充和发挥的著作。因此，学习、研究本书时，一定要参阅《伤寒论》、《内经》、《难经》等经典医籍中的相关内容，对照学习，相阅互参，才能从中理出头绪，发现规律，掌握要点，从而达到纲举目张、透彻领悟的学习目的。这是学习本书必须遵循的首要原则之一。

2. 联系实际，学用结合

中医学既有系统完整的理论，又是一门实践性很强的科学。中医理论的形成与古人的医疗实践有着极为密切的联系，可以说中医学是建立在临床经验基础之上的一门应用学科，对它的若干较为抽象深奥的理论，只有结合实际，才能有较深刻的理解。联系实际，学以致用，是我们学习《伤寒总病论》一书的最终目标。通过研读，在系统了解和掌握该书主要学术思想和实践经验的基础上，应注意做到理论联系实际，不能按图索骥，更不能教条式地搬用书中理论套用于临床，要细心体会书中所展现于诊断和处方中的辨证论治、灵活变通特色，正确加以运用，以有效指导临床实践。

整理者

2007年3月

整理说明

《伤寒总病论》系宋代著名伤寒学家庞安时所著。书中所体现的学术思想，上承《内经》、《难经》，旁涉诸家，阐发伤寒，推论温病，每多真知灼见，是一本较好的中医学参考书。

本书初刻于公元 1113 年，宋代原刻本已佚，现存清道光三年（1823）黄丕烈士礼居复刻宋本、四库全书本、日本抄本、1912 年武昌医馆重刻士礼居本、1915 年上海石竹山房影印本、民国时期上海千顷堂书局影印本、1937 年商务印书馆铅印本等版本。本次整理以清道光三年黄丕烈士礼居复刻宋本为底本，以四库全书影印本、1912 年武昌医馆重刻士礼居本为参校本，参考《内经》、《难经》、《伤寒论》等相关著作进行整理。书中俗体字、繁体字、异体字等一律以标准简化字律齐；对于古今字，凡能明确其含义者，均以今字代之；对于某些通假字，则尽量恢复其本字；凡底本中出现的明显错别字，直接予以改正。不出校。

由于整理者水平有限，错误之处在所难免，敬请同道指正。

启：久不为问，思企日深，过辱存记，远枉书教。具闻起居佳胜，感慰兼集。惠示《伤寒论》，真得古圣贤救人之意，岂独为传世不朽之资，盖已义贯幽明矣。谨当为作题首一篇寄去，方苦多事，故未能便付去人，然亦不久作也。老倦甚矣，秋初决当求去。未知何日会见，临书惘惘，惟万万以时自爱。不宣，再拜。

安常处士阁下

五月廿八日

人生浮脆，何者为可恃，如君能著书传后有几？念此便当为作数百字，仍欲送杭州开板也。知之，知之。

又白

庞先生伤寒论序

庞安常自少时喜医方，为人治病，处其死生，多验，名倾淮南诸医。然为气任侠，斗鸡走狗，蹴鞠击毬，少年豪纵事，无所不为。博弈音技，一工所难而兼能之。家富多后房，不出户而所欲得。人之以医聘之也，皆多陈其所好，以顺适其意。其来也，病家如市；其疾已也，君脱然不受谢而去。中年乃屏绝戏弄，闭门读书。自神农黄帝经方，扁鹊《八十一难经》，皇甫谧《甲乙》，无不贯穿。其简册纷错，黄素朽蠹，先师或失其意；学术浅薄，私智穿凿，曲士或窜其文，安常悉能辩论发挥。每用以治病，几乎十全矣。然人疾诣门，不问贫富，为便房曲斋，调护寒暑所宜，珍膳美蔬，时节其饥饱之度。爱老而慈幼，不以人之疾尝试其方，如疾痛在己也。盖其轻财如粪土，耐事如慈母而有常，似秦汉间任侠而不害人，似战国四公子而不争利，所以能动而得意，起人之疾，不可为数。他日过之，未尝有德色也。其所总辑《伤寒论》，皆其日用书也。欲掇其大要，论其精妙，使士大夫稍知之。

然未尝游其庭者，虽得吾说而不解；若有意于斯者，读其书自足以揽其精微，故不著。著其行事，以为后序云。前序海上人诺为之，故虚其右以待。

元符三年三月，豫章黄庭坚序

目录

卷第一

叙论

庞曰：《素问》云：冬三月是谓闭藏，水冰地裂，无扰乎阳。又云：彼春之暖，为夏之暑；彼秋之忿，为冬之怒，是以严寒冬令，为杀厉之气也。故君子善知摄生，当严寒之时，周密居室而不犯寒毒，其有奔驰荷重，劳房之人，皆辛苦之徒也。当阳气闭藏，反扰动之，令郁发腠理，津液强渍，为寒所搏，肤腠反密，寒毒与荣卫相浑。当是之时，勇者气行则已，怯者则着而成病矣。其即时成病者，头痛身疼，肌肤热而恶寒，名曰伤寒。其不即时成病，则寒毒藏于肌肤之间，至春夏阳气发生，则寒毒与阳气相搏于荣卫之间，其患与冬时即病候无异。因春温气而变，名曰温病也。因夏暑气而变，名曰热病也。因八节虚风而变，名曰中风也。因暑湿而变，名曰湿病也。因气运风热相搏而变，名曰风温也。其病本因冬时中寒，随时有变病之形态尔，故大医通谓之伤寒焉。其暑病、湿温、风温，死生不同，形状各异，治别有法。

庞曰：天寒之所折，则折阳气。足太阳为诸阳主气，其经夹脊膂，贯五脏六腑之腧，上入脑，故始则太阳受病也。以其经贯五脏六腑之腧，故病有脏腑传变之候。以其阳经先受病，故次第传入阴经。以阳主生，故足太阳水传足阳明土，土传足少阴水，为微邪。以阴主杀，故木传足太阴土，土传足少阴水，水传足厥阴木。至第六七日，当传足厥阴肝，木必移气克于脾土，脾再受贼邪，则五脏六腑皆危殆矣。荣卫不通，耳聋囊缩，不知人则死，速用承气汤下之。方在可下证中。则可保五死一生。勿从容拯溺，病人水浆不入，汤液不下，无可奈何也。《素问》云：脾热病则五脏危。又云：土败木贼则死。若第六七日传厥阴，脉得微缓、微浮，其证寒热似疟，此为必愈，宜桂枝麻黄各半汤和之。方在可汗证中。微缓、微浮为脾胃脉也，故知脾气全不再受克，邪无所容，否极泰来，荣卫将复，水升火降，则寒热作而大汗解矣。人将大汗必冒昧者，若久旱天将时雨，六合皆至昏昧。雨降之后，草木皆苏，庶物明净，《玉册》所谓换阳之吉证也。

王叔和云：土地温凉，高下不同，物性刚柔，餐居亦异。是以黄帝兴四方之问，岐伯立四治之能，以训后贤，开其未悟。临病之工，宜两审之。

庞曰：叔和非医之圆机，孰能臻此也。如桂枝汤，自西北二方居人，四时行之，无不应验。自江淮间地偏暖处，唯冬及春可行之。自春末及夏至以前，桂枝、麻黄、青龙内宜黄芩也。自夏至以后，桂枝内又须随证增知母、大青、石膏、升麻辈取汗也。若时行寒疫及病人素虚寒者，正用古方，不在加减矣。夏至以后，虽宜白虎，详白虎汤自非新中暍而变暑病所宜，乃汗后解表药耳，以白虎未能驱逐表邪故也。或有冬及始春寒甚之时，人患斯疾，因汗下偶变狂躁不解，须当作内热治之，不拘于时令也。南方无霜雪之地，不因寒气中人，地气不藏，虫类泄毒，岚瘴间作，不在此法，治别有方也。又一州之内，有山居者为居积阴之所，盛夏冰雪，其气寒，腠理闭，难伤于邪，其人寿，其有病者，多中风、中寒之疾也。有平居者为居积阳之所，严冬生草，其气温，腠理疏，易伤于邪，其人夭，其有病者，多中湿、中暑之疾也。凡人禀气各有盛衰，宿病各有寒热。因伤寒蒸起宿疾，更不在感异气而变者。假令素有寒者，多变阳虚阴盛之疾，或变阴毒也。素有热者，多变阳盛阴虚之疾，或变阳毒也。

庞曰：四时之中，有寒、暑、燥、湿、风、火相搏，喜变诸疾，须预察之。其饮食五味禽鱼虫菜果实之属，性偏有嗜者；或金石草木药素尝有饵者，人五脏有大小、高下、坚脆、端正偏倾，六腑亦有大小、长短、厚薄、缓急，令人终身长有一病者。贵者后贱，富者乍贫，有常贵，有常富，有暴富，有暴贫，有暴乐，有暴苦，有始乐后苦，有离绝蕴结，忧恐喜怒者。夫常贵后贱，名曰脱营；常富后贫，名曰失精。暴乐暴苦，始乐后苦，精竭体沮，脱势侯王，精神内伤，情慕尊贵，妄为丧志。始富后贫，焦皮挛筋，常富恶劳，骄堕精消。离间亲爱者魂游绝，所怀者意丧，所虑者神劳，结怨恨者志苦，忧愁者闭塞而不行，盛怒者迷惑而不治，恐惧者荡惮而不收，喜乐者搀散而不藏，此皆非外邪所中而得之于内也。良工必预审问其由，先知脏腑经络受病之所，可举万全。粗工不思晓，令五脏六腑血气离守，迨至不救，又何言哉。

庞曰：阴阳虚盛者，非谓分尺寸也。荣卫者，表阳也。肠胃者，里阴也。寒毒争于荣卫之中，必发热恶寒，尺寸俱浮大，内必不甚躁。设有微烦，其人饮食欲温而恶冷，谓阳虚阴盛也，可汗之则愈，若误下则死也。若寒毒相搏于荣卫之内，而阳盛阴衰，极阴变阳，寒盛生热，热气盛而入里，热毒居肠胃之中，水液为之干涸，燥粪结聚。其人外不恶寒，必蒸蒸发热而躁，甚则谵语。其脉浮滑而数，或洪实，或汗后脉虽迟，按之有力，外证已不恶寒，腹满而喘，此皆为阳盛阴虚，当下之则愈，若误汗则死也。仲景载三等阳明，是阳盛阴虚证矣。《调经论》云：阳虚则外寒，阴虚则内热，阳盛则外热，阴盛则内寒，以此别之。若阴独盛而阳气暴绝，必四肢逆冷，脐筑腠痛，身疼如被杖，面青，或吐，或利，脉细欲绝，名曰阴毒也。须急灸脐下，服以辛热之药，令阳气复生，濈然汗出而解。若阳独盛而阴气暴绝，必发躁，狂走妄言，面赤咽痛，身斑斑如锦文，或下利赤黄，脉洪实或滑促，名曰阳毒也。宜用针泄热，服以苦酸之药，令阴气复生，濈然汗出而解也。

庞曰：夫邪逆阴阳之气，非汗不能全其天真。《素问》云：辛甘发散为阳，谓桂枝、甘草、细辛、姜、枣、附子之类，能复阳气也。酸苦涌泄为阴，谓苦参、大青、葶苈、苦酒、艾之类，能复阴气也。酸苦之药，既折热复阴，亦当小汗而后利者。经云：身汗得而后利，则实者可活是也。

华佗治法云：伤寒病起自风寒，入于腠理，与精气分争，荣卫痞隔，周行不通。病一日至二日，气在孔窍皮肤之间，故病者头痛，恶寒，身热，腰背强重，此邪气在表，随证发汗则愈。

庞曰：凡发汗，须如常覆腰以上，厚衣覆腰以下，以腰足难取汗故也。半身无汗，病终不解。凡发汗后，病证仍存，于三日内，可二三发汗，令腰脚周遍为度。若病不解，便可下之。设令下后不解，表里邪亦衰矣，足观脉证调治，七日内可期正汗为善也。发汗后不可再行汗者，始发热恶寒，今不恶寒，但倍发热而躁；始脉浮大，今洪实，或沉细数；始惺静，今狂语，此胃实阳盛，再行汗药即死，须当下之。有人始得病变阳盛之证，须便下之，不可拘日子深浅次第也。病三日以上，气浮上部，填塞胸膈，故头痛，胸中满，或多痰涎，当吐之则愈。

庞曰：若虚损及新产人不能吐者，可服枳实散。枳实细末，米饮调二钱，日可三四服。若有虚寒，手足冷及脉微弱者，枳实二两加桂枝一两，同末之，如前服。

病五六日以上，气结在脏腑，故腹满身重，骨节烦疼，当下则愈。若小便少，手足心并腋下不滋润，尚未可攻之，当消息其候，不可乱投汤药，虚其胃气也。以上解华佗治法。

太　阳　证

尺寸俱浮者，太阳受病也。当一二日发，以其脉上连风府，故头项痛而腰脊强。此是太阳膀胱经，属水，《病源》云小肠者，非也。

太阳病，发热，汗出，恶风，其脉缓者，名为中风。太阳病，或已发热，未发热，必恶寒，体痛，脉阴阳俱紧者，名为伤寒。

伤寒一日，太阳受之，脉若静者，为不传；颇欲吐，若烦躁，脉数急者，为传也。

伤寒二三日，阳明、少阳证不见者，为不传也。病发热而恶寒，邪发于阳也；不热而恶寒者，邪发于阴也。发于阳者，七日愈；发于阴者，六日愈，阳数七，阴数六故也。发于阳者，随证用汗药攻其外；发于阴者，用四逆辈温其内。

太阳病，头痛至七日以上自愈者，其经竟故也。若欲作再经者，针足阳明，使经不传。补足阳明土，三里穴也。

风者，解表而不了了者，十二日愈。《方言》曰：南楚疾愈或谓之差，或谓之了。

太阳病，初服桂枝汤，反烦不解，先刺风池、风府，却与桂枝汤则愈。

太阳病，自汗，四肢难以屈伸，若小便难者，可与阳旦汤内加附子一枚，炮，去皮尖，八破，同煎服之。阳旦即桂枝汤异名。若小便数者，慎不可行此汤，宜用芍药甘草汤。若误行桂枝附子汤攻表，则咽干、烦躁、厥逆、呕吐者，作甘草干姜汤与之，以复阳气；若厥愈足温，更与芍药甘草汤，其脚即伸；若胃气不和，谵语者，少与调胃承气汤，微溏则谵语止。

芍药甘草汤主脉浮而自汗，小便数，寸口脉浮大。浮为风，大为虚，风则生微热，虚则两胫挛。小便数，仍汗出，为津液少，不可误用桂枝汤，宜补虚退热，通治误服汤后病证仍存者。按古之三两，准今之一两。古之三升，今之一升。若以古方裁剪，以合今升秤，则铢两升合之分毫难以从俗。莫若以古今升秤均等，而减半为一剂，稍增其枚粒，乃便于俗尔。且仲景方云：一剂尽，病证犹在者，更作减半之剂，此古方一剂又加其半，庶可防病未尽而服之也。有不禁大汤剂者，再减半亦得。《肘后》所谓或以一分为两，或以二铢为两，以盏当升可也。贫家难办，或临时抄撮皆可。粗末每抄五钱，水二平盏，煎八分服之。有姜枣者，每服入姜三片，枣三枚，一日三服，未中病可六七服也。有不可作煮散者，是病势大，宜依古方行之。凡汤一剂，有附子一枚；增半之剂，合用附子一枚半。古方不析枚者，是枚力要完也。半两以上大附子，可当一枚半；四钱以上者，可用一枚为准。枚伤多不妨，仲景云：强人可加附子成一枚是也。

芍药、甘草各一两半。

细锉，水一升半，煎七合半，去滓，温温分再服。

甘草干姜汤

甘草二两、干姜一两。

煎如前方。

调胃承气汤

大黄一两、甘草半两、芒硝一大合。

细锉，水一升，煎上二味至五合，去滓，下芒硝烊化，暖服一盏，微溏为度。如难利者，再与一剂。

太阳病汗证，反下之，遂利不止，脉促，表未解也；喘而汗出者，葛根黄芩汤主之。

黄芩三钱、黄连三两、甘草半两、干葛二两。

细锉，水一升半，煎七合半，去滓，温饮一盏，日三服。

阳 明 证

尺寸俱长者，阳明受病也。当二三日发，以其脉夹鼻，络于目，故身热，目痛鼻干，不得卧。此证恶寒可发汗，若恶寒罢，反自汗恶热者，为胃家实，属正阳明，宜调胃承气汤，方在太阳证下。

庞曰：有三阳阳明者，其太阳阳明，本太阳病，若发汗，若下，若利小便，此亡津液，胃中干燥，因转属阳明也；少阳阳明者，本传到少阳，因发汗，利小便已，胃中燥，大便难也；正阳阳明者，病人本风盛气实，津液消铄，或始恶寒，汗出多，寒罢而反发热，或始得病便发热狂言也。

凡阳明证俱宜下，唯中寒恶寒为病在经，与太阳合病属表，可发其汗。

二阳合病，脉必浮大而长，外证必头痛、腰疼、肌热、目疼、鼻干也。浮大者，太阳受病也；长者，阳明也。头、腰，太阳也；肌、目、鼻，阳明也。

二阳并病，太阳证罢，但发潮热，手足濈濈汗出，大便难而谵语者，大承气汤下之则愈。方在可下证中。

二阳并病，太阳初得时，发其汗，汗先出复不彻，因转属阳明，自微汗不恶寒。若太阳证不罢，不可下，下之为逆，如此者，可小发其汗。设面色正赤者，阳气怫郁在表，当解之、蒸之。若汗出不彻，当短息，不足言，阳气怫郁不得越，当汗出而不汗，其人短气但坐，以汗出不彻故也，宜麻黄汤更发其汗即愈。何以知其汗不彻，其脉涩故知也。方在可汗证中。古本字多差误，以从来所见病人证候中，符合如此，故改正。阳明病，能食为中风，不能食为中寒。

阳明病中寒，脉浮无汗，其人必喘，发汗则愈，宜麻黄汤。方在可汗证中。

阳明病，脉迟，汗出多，微恶寒者，表未解，发汗则愈，宜桂枝汤。方在可汗证中。若不恶寒，为外欲解，手足濈然汗出者，大便已硬，宜大承气汤。方在可下证中。

阳明病有不可攻者，谓阳明病，心下硬满者，不可攻，攻之利不止者死，利止者愈。

阳明病，或发汗，或自汗，大便虽硬，小便少者，未可攻，津液恐还入胃，必先硬后溏也。小便自如，乃可攻之。

阳明中风，口苦咽干，腹满微喘，发热恶寒，其脉浮紧。若下之，则腹满小便难也。此证必无汗，与后证相似，且恶寒无汗为异，以咽干腹满，亦不宜正与汗药，别与消详也。

阳明病，脉浮而紧，咽干口苦，腹满而喘，发热汗出，不恶寒而反恶热，身重。若发汗则烦躁愦愦，反谵语，若加温针，必怵惕烦躁不得眠；若下则胃中空虚，客气动膈，心中懊憹，苔生舌上者，栀子香豉汤主之。

肥栀子十枚、香豉二合。

水二升，煮栀子减半，下豉再煮八合，去滓，温服一盏。得快吐者，止后服。

脉浮紧，必无汗，而反有汗，咽燥，腹满，恶热，法当下之，而又脉浮紧，不当下，此恐变风温，宜细详。

阳明病，口鼻燥，但漱水而不欲咽者，必衄。

少 阳 证

尺寸俱弦者，少阳受病也。当二三日发，以其脉上循胁，络于耳，故胸胁痛而耳聋。足少阳胆属木，弦者，细长如琴弦状。仲景云：脉浮而紧曰弦。非谓此弦脉也，凡伤寒脉浮紧相载，皆属弦之类也。有属太阳，有属阳明者。少阳正得弦脉，体是小弦长大脉也，多宜和表，鲜有汗证。

少阳之证，口苦，咽干，目眩也。

此三阳经皆病，未入于脏，可汗而解。仲景少阳证，唯小柴胡乃和表药耳。

弦细，头痛，发热，属少阳，宜小柴胡汤。不可发汗，发汗则谵语，此属胃，胃和则愈；不和则烦而躁，宜调胃承气汤。此属少阳、阳明证也。方在太阳证中。

本太阳病不解，转入少阳者，胁下硬满，干呕不能食，往来寒热，尚未可吐下，脉紧者，小柴胡汤主之。少加牡蛎。

若已吐下，发汗，温针，谵语，小柴胡汤证罢，此为坏病，知犯何逆，以法治之。知犯何逆者，犯四种温病，坏候也。

少阳中风，两耳微闻，目赤，胸中满而烦，不可吐下，吐下则惊悸，小柴胡汤主之。方在和表证中。

三阳合病，脉浮大，上关上，但欲眠睡，合目则汗。不言弦者，隐于长大也。

三阳合病，面垢谵语，腹满身重，不能转侧，遗尿。发汗则谵语，下之则额上生汗，手足逆冷。若自汗者，宜白虎汤。方在厥阴证中。

伤寒四五日，或六七日，无大热，其人躁闷，此为阳去入阴也。

伤寒三日，三阳为尽，三阴当受邪，其人反能食而不呕，此为三阴不受邪也。病到阴，必吐利。

伤寒三日，少阳脉小者，欲愈也。小而平匀者也。

太阴证

尺寸俱沉细者，太阴受病也。当四五日发，其经布胃中，络于嗌，故腹满而嗌干，宜大承气汤下之。方在可下证中。

太阴之为病，腹满而吐，食不下，自利益甚，时腹自痛，若下之，必胸下结硬。自利不渴者，属太阴，其脏有寒故也。当温之，以四逆辈。

伤寒三日，太阳脉弱，至四日，太阴脉大。脉大而胸满多痰者，宜吐之；无此证者，宜汗之。伤寒脉浮缓，亦大之类。手足自温者，系在太阴，小便不利者，必发黄；五苓散加茵陈主之。若小便自利者，不能发黄，至七八日，虽暴烦下利日十余行，必自止，以脾家实，腐秽当去故也，橘皮汤主之。

五苓茵陈汤

以茵陈浓煎，汤调五苓散二钱服之，日三四，黄从小便下，以小便清为度。

橘皮汤

橘皮一两、生姜二两。

细锉，水一升半，煎七合，去滓，分二服，稍热呷，未差再作服。

本太阳病，医反下之，因而腹满时痛者，属太阴也，桂枝芍药汤主之。

桂枝一两半、芍药三两、甘草一两、大枣六枚、生姜一两半。

吹咀，以水三升，煮取一升半，去滓，每温一盏，日三服。注云：小建中汤不用饴糖，故芍药为君，止痛复利邪故也。

少阴证

尺寸俱沉者，少阴受病也。当五六日发，以其经贯肾，络于肺，系舌本，故口燥舌干而渴，大承气汤下之。方在可下证中。

少阴之为病，脉微细，欲寐也。

少阴中风，阳微阴浮，为欲愈也。

凡少阴病四逆者，宜温之。

少阴病，始得之，反发热，脉沉者，麻黄细辛附子汤主之。

麻黄二两、细辛二两、附子一枚。

㕮咀，以水三升，先煮麻黄十数沸，去上沫，内诸药，煮取一升，去滓。每温一盏，日三服。

少阴病，得之二三日，麻黄附子甘草汤微汗，以二三日无阳证，故微发汗也。谓初得病二三日，常见少阴证，无阳者，须发小汗也。

麻黄二两、甘草二两、附子一枚。

㕮咀，以水三升，先煮麻黄十数沸，去上沫，内诸药，煮取一升半，去滓，每温一盏，日三服。

庞曰：少阴病脉沉，不知何沉也，且沉紧发汗则动经，沉数为病在里，不可发汗。详此脉或沉而濡，或沉而微，是表中寒而里不消，脉应里而发热在表，故以小辛之药，温散而微微取汗也。

少阴病，吐利，手足不逆冷，发热者不死；脉不至者，灸少阴七壮。太溪穴在内踝后跟骨上动脉陷中。言发热者，谓其身发热也。

少阴病，吐利，烦躁四逆者，死。烦躁者，内烦躁也。与茱萸汤证，宜细审其生死也。

少阴病，恶寒而倦，时时自烦，不欲厚衣，宜大柴胡汤。方在可下证中。

少阴病四逆，恶寒而自倦，脉不至而吐利，烦躁者，死。重详定此。

少阴病下利，利止而眩，时自冒者，死。此合是少阳冒昧汗濈出，脉匀小浮者生。少阴无眩冒之证。

少阴病六七日，息高者，死。

少阴病，脉微细沉，但欲卧，汗出不烦，自欲吐，至五六日自利，复烦躁，不得卧寐者，死。

少阴病，得之二三日以上，心中烦，不得卧者，黄连阿胶汤主之。

黄连一两、黄芩一分、芍药一分、鸡子黄半枚、阿胶炙，三分，为末。

以水二升，先煮三物，取一升，去滓，内阿胶烊尽，小冷，内鸡子黄，搅令相得，温温一盏，日三四服。

少阴病，下利清水，色纯清，心下必痛，口干燥者，大承气汤下之。方在可下证中。

少阴病，吐利，手足厥冷，烦躁欲死者，茱萸汤主之。

茱萸一两半，汤洗三遍、人参三分、生姜一两半、大枣三个。

以水三升半，煮取一升半，去滓。每温一盏，日三服。

少阴病，咽痛者，桔梗甘草汤主之。

桔梗半两、甘草一两。

细锉，水一升，煎半升，去滓，作三服，细呷之。又半夏散亦主之。

半夏汤洗七遍、桂枝去皮、甘草炙。

上各等分，各别捣筛已，合治之。每服三钱，水一盏半，煎至八分，温冷少少咽之。

少阴病，下利清谷，里寒外热，手足厥逆，脉微欲绝，身反不恶寒，其人面赤，或腹痛，或干呕，或咽痛，或利止脉不出者，通脉四逆汤主之。

甘草一两、附子大者半个，强人加半个、干姜三分，强人加一两半。

细锉，水三升，煎至一升，去滓，每温服一盏，日三四服。未差，急更作一剂，不可作煮散。其脉续续出者愈，暴出者死。面赤者，加连须葱四茎，去青；腹痛，去葱加芍药一两；呕者，加生姜一两；咽痛者，去芍药加桔梗半两；利止脉不出者，去桔梗加人参半两。病与方皆相应者，乃与服之。

少阴病，下利六七日，咳而呕渴，心烦不得眠者，宜猪苓汤。

猪苓、茯苓、泽泻、滑石、阿胶各半两。

㕮咀，以水二升，先煮四物，取一升，去滓，内阿胶末烊尽，每温一盏服。

少阴病，下利咽痛，胸满心烦，猪肤汤主之。

猪肤半斤。

以水五升，煮取二升半，去滓，加白蜜半升，白粉二合半，熬香和令相得，每温服一盏，日三四服。

少阴病，四逆，其人或咳，或悸，或小便不利，或腹中痛，或泄利下重者，四逆散主之。

甘草、枳实、柴胡、芍药各五分。

捣筛为细末，白饮和服方寸匕，日三服。咳者加五味子、干姜炮，各二分半，并主下利；悸者，加桂二分半；小便不利者，加赤茯苓二分半；腹痛者，加附子一个，炮，去皮脐；泄利下重者，先以水三升，薤白一升半，煮取二升，去滓，以散方寸匕，用薤白汤一盏，煎八分，日三四服。

厥阴证

尺寸俱微者，厥阴受病也。当六七日发，以其脉循阴而络于肝，故烦满而囊缩。微缓者，囊必不缩。若外证发热，恶寒似疟，为欲愈候，宜桂枝麻黄各半汤也。若尺寸俱沉短者，囊必缩，宜承气汤下之，方在可下证中。

厥阴之为病，消渴，气上冲心，心中痛热，饥而不欲食，食则吐蛔，下之利不止，乌梅丸主之。

伤寒，脉微而厥，至七八日肤冷，其人躁无暂安者，此脏厥，非蛔厥也。蛔厥者，其人当吐蛔，令病者静而复烦也，此脏寒。蛔上入其膈，故烦，须臾复止。得食而呕又烦者，蛔闻食臭即出，其人常自吐蛔。蛔厥者，乌梅丸主之。又治久痢。脏厥宜四逆辈，极冷服之。

乌梅一百五十个，干姜五两，黄连八两，当归二两，川椒、桂枝、附子、人参、黄柏、细辛各三两。

异捣筛，合治之。以苦酒浸乌梅一宿，去核，蒸之二斗米下，饭熟捣成泥，和药令相得，内臼中，与蜜再杵二千下，丸如梧桐子大，先食饮服十丸，日三服。

稍加至二十丸，禁生冷、滑臭食物等。

厥阴中风，脉微浮者为欲愈，不浮者为未愈。

脉迟，反以黄芩汤得彻其热，腹中应冷，当不得食，今反能食，此为除中，必死。

先厥后发热，下利必自止，而反汗出咽痛者，其喉为痹；发热无汗，其利自止，若不止，必便脓血者，其喉不痹。

庞曰：热少厥微，指头寒，嘿嘿不欲食，烦躁数日，小便自如，此热除也。宜干姜甘草汤。方在太阳证中。

庞曰：手足逆冷，皆属厥阴，不可下，亦不可汗。有须下证者，谓手足虽逆冷，或有温时，手足虽逆冷而手足掌心必暖，非正厥也，故可消息汗下也。

伤寒一二日，至四五日，厥者必发热，前发厥者，后必发热，厥甚热亦甚，厥微热亦微。厥不过五日，六日不厥者必愈。若六日厥者，必发热愈甚，仍下利也。

庞曰：寒热而厥，面色不泽，冒昧者，当用绵衣包手足，令温暖，必大汗而解也。有不因大汗下，而两手忽无脉，谓之双伏；或一手无脉，谓之单伏。或利止，如此必有正汗，急用四逆辈温之，时有汗便安。脉终不出者，死。

下利，先厥后发热，利必自止。不尔，咽中痛，或喉痹；若便脓血者，其喉不痹。

厥而下利者，当不能食；反能食者，为除中，必死。能食反发热，脉数者，必发痈脓；厥而呕，胸胁烦满，后必便脓血。

病者手足冷，小腹按之痛，此结冷在膀胱关元也。当关元灸之。发热下利，厥逆，躁不得卧者，死。

病人手足厥冷，脉乍紧者，邪结在胃中，心下满而烦，不能饮食者，病在胸中，当吐之，宜瓜蒂散。凡病可吐者，皆宜此方。

瓜蒂、赤小豆等分。

细末，别以香豉一合，热汤三盏，煮作稀糜，去滓。取汁和散一钱，温温顿服。不吐者，少少加药再服，得吐快乃止。诸亡血虚家，不可与服。有用丁香者吐之，多霍燥人。

伤寒厥而心下悸，宜先治水，当服茯苓甘草汤，次治其厥，不尔，水渍入胃，必作利也。茯苓甘草汤。

茯苓、桂各一两，生姜一两半，甘草半两。

细锉，水二升，煎一升，温饮一盏，悸止为度。

伤寒六七日，大下后，寸脉沉而迟，手足厥逆，下部脉不至，咽喉不利，唾脓血，泄利不止者，为难治，宜麻黄升麻汤。有不因下而自利加衄血者，亦宜此方。

麻黄一两，升麻、当归各半两，知母、黄芩、葳蕤各三钱，芍药、天门冬、桂枝、茯苓、甘草、石膏、白术、干姜各一钱半。

细锉，水二升半，先煮麻黄一二沸，去沫，内诸药，煮一升二合，去滓，温服一盏，如人行七八里久，进一服，以汗出即住服。

本自寒，医复吐下之，寒格愈逆，食入口即吐，宜干姜黄芩汤。

干姜、黄芩、黄连、人参各一两半。

细锉，水三升，煮取一升半，去滓。温服一盏。

下利，微热而渴，脉弱者自愈。脉数汗出亦然，紧为未解，发热而厥，七日下利，为难治。

凡厥，通用四逆汤。方在四逆证中。谓其脉浮迟，或微，或细，或沉，皆属里有寒也。

厥而脉滑者，为里有热，白虎汤主之。

知母、石膏八两，甘草半两，粳米三合。

以水五升，煮米熟汤成，去滓。温服一盏，日三服，有渴加人参半两。

庞曰：三阳皆有合病。凡合病者，有十四证，唯三阴无合病。

两感证

庞曰：《素问》载两感于寒，其脉应与其病形者，一日则巨阳与少阴俱病，头痛，口干而烦满；二日则阳明与太阴俱病，腹满身热，不欲食，谵语；三日则少阳与厥阴俱病，则耳聋囊缩而厥，水浆不入口，不知人，六日死。言其六日死者，是脏腑荣卫或有所通行，故四日少阴与太阳俱病，五日太阴与阳明俱病，六日厥阴与少阳俱病，是重传得六日死矣。其有三日死者，《素问》谓阳明为五脏十二经脉之长，其邪气盛，故不知人；三日其气乃绝，故死矣。夫邪气盛则实，表里邪实，并领血气入胃，不通于荣卫气血，故气血随邪而尽，则三日死矣。其脉候《素问》已脱，今详之。凡沉者，皆属阴也。一日脉当沉而大，沉者，少阴也，大者，太阳也；二日脉当沉而长；三日脉当沉而弦，乃以合表里之脉也。沉长、沉弦皆隐于沉大。凡阴不当合病，唯三阳可以合病，今三阴与三阳合病，故其脉似沉紧而大，似沉实而长，亦类革至之死脉也。

三阴三阳传病证

庞曰：伤寒一日，巨阳受病，前所说膀胱详矣。《病源》云小肠，虽则误其标本，其手足阴阳自有并病者。故《素问》云：六日三阴三阳、五脏六腑皆受病，荣卫不行，五脏不通，则死矣。是表里次第传，不必两感，亦有至六日传遍五脏六腑而死者也。《素问》云：诸浮不躁者，皆在阳则为热，其有躁者在手。假令第一日脉不躁，是足太阳膀胱脉先病；脉加躁者，又兼手太阳小肠也。又云：诸细而沉者，皆在阴，则为骨痛，其有静者在足。假令第四日脉静者，足太阴始传病也。脉加数，又兼手太阴病也。故六日亦能传遍脏腑也。躁谓脉数，静谓脉不数，用药则同，若用针，须取足与手之经也。

卷第二

可发汗证

大法春宜发汗。

太阳中风，阳浮而阴弱，阳浮者自发热，阴弱者自汗出，啬啬恶寒，淅淅恶风，翕翕发热，鼻鸣干呕者，桂枝汤主之。

桂枝、芍药、生姜各一两半，甘草一两，大枣六个。

㕮咀，水三升半，微火煎取一升七合半，生布绞去滓，温服一盏。须臾，啜热粥一碗，令助药力。周覆一时，遍身漐漐者益佳，不可令如水流漓，病必不除。若一服汗出病差，止后服，不必尽剂也。若不汗，如前法更服，半日许令三服。若病重者，一日一夜可尽一剂。病证犹存者，更作服。若汗未出，乃至二三剂。忌生冷、粘滑、肉面、五辛、酒酪、臭恶等物。

太阳病，初服桂枝汤，反烦不解者，先刺风池、风府，却与桂枝汤则愈。按：风池是少阳之经，阳维之会，不针天柱而取风池者，阳维维诸阳，巨阳与诸阳主气故也。

庞曰：凡桂枝汤证，病者常自汗出，小便不数，手足温和，或手足指稍露之则微冷，覆之则温，浑身热，微烦而又憎寒，始可行之。若病者身无汗，小便数，或手足逆冷，不恶寒，反恶热，或饮酒后，慎不可行桂枝汤也。脉紧必无汗，设有汗，不可误作桂枝证。

太阳病，发汗，遂漏不止，其人恶风，小便难，四肢微急，难以屈伸者，桂枝加附子汤主之。桂枝汤内，加附子一枚，炮，去皮尖，切片同煎，如前。小便难，为有津液，可作汗，若小便数，不可误认阳旦证也，阳旦即桂枝汤异名也。

下后，脉促，胸满者，桂枝去芍药汤主之。桂枝汤内去芍药，只用四味也。芍药味酸，脉促，胸满，恐成结胸，故去芍药之佐，全用辛甘，发散其毒气也。

服桂枝汤，或下之，仍头项强痛，翕翕热，无汗，心下满微痛，小便不利者，桂枝去桂加白术、茯苓各一两半主之。不用桂，加水成四升，煎取二升。

太阳病，项背强几几，汗出恶风者，桂枝加葛根二两，添水成四升，煎取二升。通治柔痉。

太阳病，下之微喘者，表未解也，桂枝加杏仁厚朴汤主之。桂枝内加厚朴一两，杏仁四十枚。此则中风自汗，用桂枝汤证也。

庞曰：恶寒者，不当风而憎寒；恶风者，当风而憎寒，皆属表证。太阳病，头痛发热，身疼痛，骨节烦疼，恶风，无汗而喘者，麻黄汤主之。

麻黄一两半、桂枝一两、甘草半两、杏仁三十五个。

㕮咀，水二升半，煮麻黄数沸，去上沫，内诸药，煮取一升二合半，去滓，每饮一盏，续次服尽，不用粥投。温覆，如桂枝法将息，未汗，可再作二三剂。

庞曰：伤寒之脉，紧盛而按之涩是也。脉浮而紧，浮为风，紧为寒，风伤卫，寒伤荣，荣卫俱病，骨节烦疼。外证必发热，无汗，或喘，其人但憎寒，手足指末必微厥，久而复温，掌心不厥，此伤寒无汗，用麻黄证。

凡脉浮数，或浮紧，无汗，小便不数，病虽十余日，尚宜麻黄汤也。

太阳中风，脉浮紧，发热恶寒，身痛，不汗出而烦躁者，大青龙汤主之。若脉微弱，自汗出，恶风者，不可服之；服之则厥逆，筋惕肉瞤，此为逆也。大青龙汤。

麻黄三两，桂枝、甘草、石膏各一两，杏仁二十个，枣五枚，生姜一两半。

㕮咀，水五升，煮麻黄数沸，去上沫，内诸药，煮取二升。每温饮一盏，微汗为度。若汗周身润则止服；未周身润，可停待少时服尽。不欲汗多，亡阳故也。亡阳遂虚，恶风，烦躁，不得眠也。

伤寒，脉浮缓，身不疼，但重，乍有轻时，无少阴证者，大青龙汤主之。少阴当言太阴。按：太阴证内有脉浮缓，手足温者，系太阴。太阴当发汗，证属青龙汤，似桂枝证，反无汗而脉紧，似麻黄证，反身不疼而脉浮缓。

太阳病，项背几几，无汗恶风，葛根汤主之。

葛根二两、麻黄一两半、桂枝一两、甘草一两、芍药一两、大枣六枚、生姜一两半。

㕮咀，水四升，先煮麻黄、葛根数沸，去沫，下诸药，煮取二升半，去滓。每温饮一盏，日三服，如桂枝汤将息。

太阳与阳明合病，必自下利者，葛根汤主之。

太阳与阳明合病，不利，但呕者，葛根加半夏汤主之。用前葛根汤内加半夏一两一分，汤洗十遍，每个作四破。

庞曰：脉浮紧，无汗，服汤未中病。其人发烦，目瞑，极者必衄。小衄而脉尚浮者，宜麻黄汤；衄后脉已微者，不可再行也。凡脉浮自汗，服汤不中病，桂枝证尚在，必头痛甚而致衄。小衄而脉尚浮者，再与桂枝汤；衄后脉已微者，不可再行也。

伤寒三日后，与诸汤不差，脉势如数，阳气犹在经络，未入脏腑，宜桂枝石膏汤。此方可夏至后代桂枝证用之；若加麻黄一两，可代麻黄、青龙汤用之。

石膏三两，栀子二十四个，生姜一两半，桂枝、黄芩、甘草各一两，升麻、葛根各一两半。

㕮咀，水五升，煮取二升半，去滓，温饮一盏，食顷再服。若得汗，即止后服。

庞曰：凡发汗，以辛甘为主，复用此苦药者，何也？然辛甘者，折阴气而助阳气也。今热盛于表，故加苦以发之。《素问》云：热淫于内，以苦发之故也。

葛根龙胆汤疗病四五日不差，身体毒热，面赤，兼治阳毒风温。

葛根生者四两，干者二两代，生姜、升麻、大青、龙胆、桂枝、甘草、麻黄、芍药各半两，葳蕤一两，石膏一两半。

㕮咀，水四升半，下麻黄，煮数沸，去上沫，内诸药，煎二升，去滓。温饮一汤盏，日三夜二。凡葛根，须用家园味甘多白粉者为佳，若误用味苦野葛多吐，人转增病。

时行热病，六七日未得汗，脉洪大或数，面目赤，身体大热，烦躁狂语欲走，大渴甚。又五六日以上不解，热在胃中，口噤不能言，为坏伤寒，医所不能治。如死人，或精魂已竭，心下才暖，发开其口，灌药下咽即活，兼治阳毒，麦奴丸。

麻黄三分，釜底煤、黄芩、灶底墨、梁上尘、小麦奴、灶中黄土各一分，芒硝、大黄各半两。

细末，蜜丸弹子大，新汲水三合，和一丸研服之。渴者但令冷水足意饮之，须臾当寒竟，汗出便差。若日移五尺不汗，依前法再服一丸。差即止，须微利。小麦奴乃小麦未熟时丛中黑麦捻之成黑勃者是也，无，即以小麦炒黑焦，地上出火毒用之亦得。此药须是病人大渴，倍常躁盛，若小渴者强与之为祸耳，强人每服半鸡子大。亦治温疟。

伤寒，连服发汗汤七八剂，汗不出者，死。如中风法蒸之，使温热之气外迎，无不得汗也，古今用效。薪火烧地，良久去火，扫地以水洒之。取蚕沙、桃柏、荆叶、糠及麦麸皆可。同和铺烧地上，可侧手厚，上铺席，令病人卧席上，温覆之。热月只可夹被覆，其汗立出。后周身至脚心皆汗濈濈，乃用温粉扑止，移之上床即愈。无蚕沙即用麸糠之类，铺烧地上亦得。温粉法，白术、藁本、白芷各二两，末之，入英粉十二两，和匀用之。无英粉以蚌粉代之。

伤寒差后，有不了了证者，谓至十日或半月二十日，终不惺惺，常昏沉以失精神，言语错谬，或无寒热，有似鬼祟，或朝夕潮热颊赤，或有寒热如疟状，此乃发汗不尽，余毒气在心胞络间所致也，宜知母麻黄汤。

知母一两半，麻黄一两，芍药、黄芩、甘草、桂枝各半两。

㕮咀，水二升半，煮麻黄数沸，去上沫，内诸药，取一升三合，去滓。每温饮一大盏，半日可相次三服，温覆令微汗。若心烦欲水，当稍与之，令胃中和则愈。未汗尽剂。

太阴病，下之后，气上冲，其脉必浮，可依证发汗，不与汗则成结胸也。凡发汗，脉浮大，虽大便秘，小便少者，可发汗而解也。合汗不汗，诸毛孔闭塞，闷绝而死。

不可发汗证

脉浮紧，法当身痛，当以汗解。假令尺中脉迟，为荣气不足，血少故也。前阳明病脉迟汗出多，微恶寒，宜桂枝汤，不责荣不足，盖尺脉长大而迟也。此若软紧而迟，不可汗，宜小建中汤。

小建中汤

桂枝三分、生姜三分、芍药一两半、甘草半两、枣六枚、饴糖二合半。

㕮咀，水二升半，煮取九合，去滓，方下饴糖，煎令化。每温饮一汤盏，日进二三服。尺尚迟，再作一剂，入人参加半两同煎最良。旧有微溏或呕者，不用饴糖也。兼治伤寒一二日，胸中悸而烦，及汗后身疼，脉沉迟。又治伤寒阳脉涩，阴脉弦，法当腹中急痛，先小建中汤；不差，与柴胡汤。方在和表证中。

庞曰：凡脉紧，病必无汗，唯濡而紧，病必自汗。勿误行桂枝，宜建中汤也。

脉濡弱，不可发汗，汗则厥而烦躁，不得眠。

诸动气在心腹上下左右，不可发汗。

庞曰：诸脉动数微弱，不可发汗。以上并宜建中汤。若烦躁者，宜竹叶汤。

竹叶汤治虚烦，病似伤寒，身亦热而烦躁，头不痛，身不疼，脉不数者。兼治中暍，渴吐逆而脉滑数者，及伤寒解后，虚羸少气，气逆欲吐者，并宜服之。

淡竹叶半把、石膏四两、半夏二分、人参半两、甘草半两、麦门冬二两、粳米一合，淘过。

细锉，以水五升，煎二升半，米熟去滓。温饮一盏，日进三服，夜二服。呕者，加生姜一两半，不呕不用。

虚烦或呕吐，脉弦细芤迟，手足微寒，胸满者，橘皮汤主之，兼治暴烦下利。方在太阴证中。

四逆不可发汗，发汗则声嘶，舌萎不得前，言乱睛眩者，命将难全。

咽中闭塞，不可发汗，发汗则吐。血气微绝，手足不能自温者，干姜甘草汤主之。方在太阴证中。

淋家，不可发汗，发汗必便血。

疮家，虽身痛，不可发汗，汗出则痓。以痈疮家脓血过多。

动气在右，不可发汗，汗出则衄而渴，心苦烦，饮则吐水。动者，谓心腹中虚气动，若误汗有此证，先宜五苓散三服，方在可水证中。次服竹叶汤，方在前。

动气在左，不可发汗，发汗则头眩，汗出则筋惕肉瞤，此为逆，难治。但先服防风白术散，次服建中汤，方在前。

防风白术散

防风一两、牡蛎粉半两、白术三分。

细末，温米饮调下二钱，日二三服，汗出续与建中汤。

动气在上，不可发汗，发汗则气上冲，正在心端，李根汤主之。

半夏半两，桂枝、当归、芍药、黄芩、甘草、人参各一分，茯苓三分。

粗末，每五钱水二盏，姜三片，甘李根白皮一团，如鸡子黄大，煎八分，通口，日三五服。

动气在下，不可发汗，发汗则心中大烦，骨节苦痛，目晕恶寒，食则反吐，谷不得前，先服大橘皮汤；得吐止，后服建中汤。大橘皮汤亦主手足冷呕哕。

橘皮一两半、生姜二两、枣二十四个、甘草半两、人参一分、竹茹半两。

㕮咀，水三升，煎一升半，去滓。温服一盏，食顷再服。不当汗而强汗之，则津液枯槁而死。

四逆证

四逆汤治病发热头痛，脉反沉，若不差，身体疼痛者；脉浮迟，表热里寒，下利清谷者；汗出热不去，内拘急，支节疼，四逆者；下利厥逆，恶寒者；下利腹胀满，身疼脉浮者。先用四逆温里，得利止，乃可随证用药攻表也。

甘草一两、附子半个、干姜三分。

㕮咀，以水一升半，煮取六合，去滓，温分作二服。

手足厥，脉微欲绝者，当归四逆汤主之。

当归、桂枝、芍药、细辛各一两半，枣三十六个，甘草、木通各一两。

吹咀，以水四升半，煮二升二合，去滓，每温一盏服。

和表证

伤寒表不解，心下有水气，干呕，发热而咳，或渴，或利，或噎，或小便难、腹满而喘者，小青龙汤主之。

麻黄、芍药、细辛、干姜、甘草、桂枝各一两半，半夏三分，五味子半两。

吹咀，以水六升，先煮麻黄数沸，去上沫，内诸药，煮一升，去滓，每温服一盏。若渴者，去半夏，加栝蒌根一两半；若微利，去麻黄，加荛花一鸡子大，炒赤；若噎者，去麻黄，加附子一枚，炮；小便不利、小腹满者，去麻黄，加赤茯苓二两；若喘，去麻黄，加杏仁一两一分。无荛花，以桃花一鸭子大，不炒代之。

太阳病，得之八九日，如疟状，发热恶寒，热多寒少，其人不呕，清便欲自可，一日二三度发。脉微缓者，为欲愈也；脉微而恶寒，此阴阳俱虚，不可更发汗吐下也；面色反有热色者，未解也，以其不能得小汗出，其身必痒，宜桂枝麻黄各半汤。

桂枝汤末、麻黄汤末各三分。

以水一升半，枣三个，生姜三片，煎减半，去滓，温饮一盏。未有小汗，再服之。

服桂枝汤，大汗出，脉洪，证候不改者，服桂枝汤，如前法；若形似疟状，日再发者，宜桂枝二麻黄一汤。

桂枝汤末一两、麻黄汤末半两。

以水一升半，姜三片，枣三个，煎减半，去滓，温饮一盏。未有小汗，再服之。

服桂枝汤，大汗出后，大烦渴，脉洪大者，白虎汤加人参主之。方在厥阴证中。

庞曰：伤寒，已得汗，身和脉弦细，谵语妄见，此为津液不和，与小柴胡去人参加桂枝汤服之，津液和自愈；未差，与调胃承气汤下之。

伤寒六七日，发热，微恶寒，肢节烦疼，微呕，心下支结，外证未去，柴胡桂枝汤主之，兼治寒疝腹痛。

柴胡一两，桂枝、黄芩、人参各半两，半夏四钱一字，芍药半两，甘草一钱一字，大枣九枚，生姜半两。

㕮咀，以水二升半，煮取一升七合半，去滓，温饮一盏。

小柴胡汤治伤寒五六日，中风，往来寒热，胸胁满，嘿嘿不欲食，心烦喜呕，或胸中烦而不呕，或渴，或腹中痛，或胁下痞硬，或心下悸、小便不利，或不渴、身微热，或咳者。

柴胡二两，甘草、黄芩、人参各三分，半夏六钱一字，生姜三分，大枣三枚。

㕮咀，以水六升，煮取三升，去滓，再煎取一升半，温作三服。若胸中烦而不呕者，去半夏、人参，加栝蒌半个。若渴，去半夏，加人参成二两二钱半、栝蒌根二两。若腹中痛，去黄芩，加芍药一两半。若胁下痞硬，去大枣，加牡蛎二两。若心下悸、小便不利，去黄芩，加茯苓二两。若不渴、外有微热，去人参，加桂枝一两半，温覆微汗愈。若咳，去人参、大枣、生姜，加五味子一两一分，干姜一两。

伤寒中风，有柴胡证，但见一证，不必悉具。凡以柴胡证而下之，与柴胡汤，必蒸蒸而振，却复发热汗出而解也。

病十日以上，脉浮细嗜卧者，为已安候，小柴胡和之，细而迟者勿与。

妇人中风七八日，续自寒热，发作有时，经水适断者，此为热入血室，其血必结，故使如疟状，发作有时，小柴胡汤主之。

妇人伤寒发热，经水适来，昼日明了，暮则谵语，如见鬼状，此为热入血室，无犯胃气，必自愈。先宜小柴胡汤，不愈，可刺期门。

妇人中风，发热恶寒，经水适来，得之七八日，热除而脉迟身凉，胸胁下满如结胸状，谵语，此为热入血室也，当刺期门，随其实取之。

阳明病，潮热，大便溏，小便自如，胸胁满不去者，小柴胡汤主之。又不大便而呕，舌上白苔者，亦宜服之。上焦得通，津液得下，胃气因和，身濈然汗出而解。

阳明中风，脉浮弦大而短气，腹满，胁下及心痛，久按之气不通，鼻干不得汗，嗜卧，一身及目悉黄，小便难，有潮热，时时哕，耳前后肿。刺之小差，外不解。病过十日，脉续浮者，与小柴胡汤；若不尿，腹满加哕者，不治。

可下证 血证附

大法秋宜下。

阳明病，发热不恶寒，汗多者，急下之。

凡脉沉细数，为热在里。又兼腹满咽干，或口燥舌干而渴者，或六七日不大便，小便自如，或目中瞳子不明，无外证者，或汗后脉沉实者，或下利，三部脉皆平，心下坚者，或连发汗，已不恶寒者，或已经下，其脉浮沉按之有力者，宜大承气汤。

大黄半两、厚朴一两、枳实一枚、朴硝半两。

㕮咀，以水四升，先煮厚朴、枳实至三升，下大黄，煮取一升半，去滓，下朴硝烊化。每温一盏服，利即止。后服如作煮散煎，每服厚朴、枳实末共三钱，水二盏，煎一盏半，下大黄末一钱，煎一盏，绞去滓，下朴硝末一钱，烊化服之。

阳明与少阳合病而利，脉不负者，为顺也。负者，失也，互相克为负也。脉滑而数者，有宿食，当下之。宜大承气汤。阳明土，其脉大，少阳木，其脉弦，若合病，土被木贼克，更利，为胃已困。若脉不弦，为土不负。弦者，为土负，必死。

脉双弦而迟，心下坚，或脉大而紧者，阳中有阴，可下之。病者烦热汗出，如疟状，日晡则发潮热者，属阳明，其脉必实，当下之而愈。

病人小便不利，大便乍难乍易，时有微热，喘冒不能卧者，有燥屎，宜下之。

伤寒，若吐下后，不解，不大便五六日以上，至十余日，日晡则发潮热，不恶寒，独语如见鬼状。若剧者，发则不识人，循衣妄撮，常见有此撮空候，故改之。惕而不安，微喘直视，脉弦者生，脉涩者死；微者，但发热谵语，可下之。一服利，止后服。

过经谵语者，可下之。

病人不大便五六日，绕脐痛，烦躁，发作有时，此有燥屎，故不大便，可下之。以上并宜大承气汤。

太阳病未解，其脉阴阳俱停者，必先振栗汗出而解。阳微者，先汗之而解；阴实者，先下之而解。下之，宜大柴胡汤。

柴胡四两，黄芩、芍药各一两半，枳实二枚，生姜二两半，半夏一两一分，大枣六个，大黄一两。

㕮咀，以水六升，煮取三升，去滓，再煎，每温一盏服。

因下之后，潮热而微利者，此医以丸药下之，非其治也。而有表证，仍胸膈满而呕者，先服小柴胡汤，后服大柴胡汤。小柴胡汤在和表证中。

伤寒发热，汗出不解，心中痞硬，呕吐下利者，大柴胡汤主之。

伤寒十余日，结热在里，往来寒热者，宜大柴胡汤。

阳明病，谵语，发潮热，脉滑疾者，小承气汤主之。

大黄二两、厚朴一两、枳实二枚。

㕮咀，水二升半，煎至八合，去滓，放温时饮一盏，以利为度。凡大便秘闷，恐有表证者，但少少饮之，微下为度，不可饮多，恐大泄利也。虚弱人可作煮散煎服。

太阳病，若吐下发汗后，微烦，小便数，大便难者，与小承气汤利之则愈。此太阳阳明证也。

下利谵语者，有燥屎也，宜小承气汤。初一服，谵语止；若更衣者，停后服，不尔，尽与之。更衣即登厕也，非颜师古注《汉书》更衣之义。《集验方》痔有更衣挺出，颇妨于更衣，更衣出清血，故以知之。

阳明病，不吐不下，心烦者，可与调胃承气汤。方在太阳证中。

发汗后，恶寒者，虚也；不恶寒，但热者，实也，当和胃气，宜调胃承气汤。

伤寒十三日，过经谵语者，此有热，当以汤下之。若小便利者，大便当硬，反下利而脉调和者，知医以丸药下之，非其治也。若自下利者，脉当微厥；今反和者，为内实也，宜调胃承气汤。

太阳病，过经十余日，心下温温欲吐而胸中痛，大便反溏，腹微满，郁郁微烦。此时极吐下者，与调胃承气汤，不尔，可与之。但欲呕，胸中痛，微溏者，此非柴胡证，以呕故知极吐下也，属调胃承气汤。

伤寒吐后，腹胀满者，属调胃承气汤。

茵陈汤治阳明病，发热汗出者，此为热越，不能发黄也；但头汗出，其身无汗，剂颈而还，小便不利，渴而饮水者，以瘀热在里，身必发黄。

茵陈蒿三两、大黄一两半、栀子二十个，大者七枚。

㕮咀，水二升半，先煮茵陈至一升，内三味，煮取一升二合半，去滓。温饮一盏，日三服。小便当利，尿如皂角沫，一宿腹减，黄从小便出。

十枣汤治太阳病中风，下利呕逆，表解者，乃可攻之。其人漐漐汗出，发作有时，头痛，心下痞硬满，胁下痛，干呕短气，汗出不恶寒者，此表和里未和也。

芫花、甘遂、大戟等分，异杵筛，秤末合之，入臼再杵二三百下。

先以水一升，煮肥枣十枚，擘碎，煮取半升，去枣，用煎汤少半，调末一钱匕，羸人半钱，再单饮枣汤送之，平旦服。若下少而病不除，明旦加药一钱半，如前服之。服之必利，利后糜粥自养。

咳而胁下痛，此为有饮，宜十枣汤。

调中汤治夏月及秋初，忽有暴寒，折于盛热，热结四肢，则壮热头痛，寒伤于胃，下利或血或水，或赤带下，壮热且闷，脉数宜下之。久年肠风，下之亦差。

大黄三分，葛根、黄芩、芍药、桔梗、茯苓、藁本、白术、甘草各半两。

㕮咀，水三升，煎至二升，下大黄，取一升二合，去滓。温温饮一盏，移时勿隔食再服之，得快下，壮热便歇，其下利亦止。凡秋夏早热积日，或有暴寒折之，热无可散，喜搏着肌中，作壮热气也。胃为六腑之表，最易为暴寒所折故也，虚人亦不发壮热，但下利或霍乱，不宜用此。实人有服五石，人喜壮热，与别药下则加热，喜闷而死矣。是以宜以此下，和其胃气。调中汤又治阳病因下，遂协热利不止，及伤寒不因下而自利，表不解，脉浮数者，皆可去大黄，加葛根成一两煎服之，殊验也。

茵陈丸疗瘴气及黄病痎疟。

茵陈、栀子、鳖甲、芒硝各一两，大黄二两半，豉二合半，常山、杏仁各一两半，巴豆半两。

细末，蜜丸梧桐子大。初得时气，三日内平旦米饮服二丸，如人行十里久，或吐或利，或汗出，不尔，更服一丸，以热粥投之，老少以意加减丸数服。若黄病痰澼，时气伤食痎疟，小儿惊热欲发痫，服之无不差者。疗瘴神验，赤白痢服之亦效。春初有宿热，依上法服之，取吐利，当年不忧热病。有性杀药者，每服七丸、五丸。

抵当汤治太阳病六七日，表证仍在，脉微而沉，反不结胸，其人发狂者，乃热在下焦，小腹当硬满；小便反利者，下血乃愈。所以然者，以太阳随经，瘀血在里故也。小腹满而小便不利者，非血证。

水蛭、虻虫各十枚，桃仁七枚，大黄一两。

㕮咀，以水二升半，煮至一升二合半，去滓，温温分四服。未下，再服。虚人只可作半料服之，如作煮散，每五钱，水一盏半，煎一盏，去滓服之。

桃仁承气汤治太阳病不解，热结在膀胱，其人如狂，血自下者乃愈。其外不解者，尚未可攻，当先随证行汤解外。外已解，但小腹急结者，乃可攻之。不恶寒为外解。

桃仁二十四个，大黄二两，甘草、桂枝、芒硝各一两。

㕮咀，以水三升半，煎取一升半，去滓，内芒硝烊化，温服一盏。虚人减作半料，亦可作煮散。每五钱，水一盏半，煎至一盏，去滓，下芒硝一钱半，烊化服之。

桃仁承气汤又治产后恶露不下，喘胀欲死，服之十差十。

庞曰：脉朝夕快者，实癖也，可下之。朝平夕快者，非癖也，不可下。快谓数脉，六七至者也。若脉数一息八九至，慎不可下，若下之则烦躁，下利不止而死。凡数脉与皮毛相得，亦不可下也。合下不下，令病人腹胀满，通身浮肿而死。

不可下证

脉软而弱，弱反在关，关下三分也。濡反在巅，关上三分也。微反在上，寸口也。涩反在下，尺部也。微则阳不足，涩则无血，阳气反微，中风汗出而反烦躁，涩则无血，厥而且寒，宜建中汤。方在不可汗证中。

阳微不可下，下之则心下痞。

诸动气在心腹上下左右，俱不可下。

动气在右，不可下，下之则津液内竭，咽燥鼻干，头眩心悸。宜竹叶汤。方在不可汗证中。

动气在左，不可下，下之则腹里拘急不止，动气反剧，身虽有热反欲倦。先服干姜甘草汤，方在太阳证中，后服建中汤，方在不可汗证中。

动气在上，不可下，下之则掌握热烦，身冷，热汗自泄，欲水自灌，竹叶汤主之。方在不可汗证中。

动气在下，不可下，下之则腹满，卒起头眩，食则下清谷，心下痞坚，半夏泻心汤主之。方在痞证中。

咽中闭塞，不可下。

庞曰：诸脉濡弱微虚细相搏，俱不可下。

诸四逆，不可下，虚家亦然。

庞曰：若下证悉具而见四逆者，是失下后气血不通使然，但手足微厥，掌心常温，时复指稍温便下之，不可拘忌也。

伤寒呕多，虽有阳明证，不可攻也。

庞曰：凡下证，小便不利或尚少，未可攻之也。

不当下而强下之，令病人肠胃洞泄不禁而死。

可水不可水证

庞曰：凡病非大渴，不可与冷水。若小渴口咽干，小小呷滋润之；若大渴烦躁甚，能饮一斗者与五升，能饮一升者与半升，若乃不与，则干燥无由作汗，烦喘而死者多矣，但勿令足意饮也；若大汗将来，躁渴甚者，但足意饮之勿疑。常人见因渴饮水而得汗，见小渴遂强与之致停饮，心下满结，喘而死者亦多矣。其有热脉数，尚可作汗而解者，出于天幸也。

五苓散治病人水药入口则吐，或渴而呕者，或汗后脉尚浮而烦渴者，或下利渴而小便不利者，或因渴停水心下，短息者，难治。呕而小便不利者，皆主之。

猪苓、白术、茯苓、桂枝、泽泻各半两。

细末，白饮调下二钱，日三服，数饮暖水，汗出效。

阳明病，小便数者，大便即坚，不更衣十日无所苦。欲得水，但与之，当以法救；渴者，五苓散主之。

霍乱，头痛发热，身体疼，热多欲饮水，五苓散主之。若得病无热，但狂言烦躁不安，精采不与人相当，勿以火导之，但以猪苓散方寸匕服之。当逼饮新汲井水一升，即令指刺喉中吐去之，病随手愈。若不能吐者，勿强与水，水停则结心下也，当以药吐之，不尔，更致危病。若当吐不吐时，以猪苓散吐之，其死迨速矣，亦可针之尤佳。夫饮膈实难治，此皆三死一生也。太阳病，发汗后，大汗出，胃中干，躁烦不得眠，其人欲饮水者，但与之，当稍稍饮之，令胃和则愈。

可吐不可吐证

庞曰：胸膈痞闷，痰壅塞碍，脉得浮或滑，并宜瓜蒂散吐之。方在厥阴证中。产后六七日内下泻，诸药不效，得此脉与吐之，泻立止。

下利日数十行，其脉反迟，寸口微滑，吐之则止。

庞曰：虚家当吐而不敢吐之，宜以枳实散压气毒痰水，过日毒入胃，乃可微下之也。

诸四逆脉微弱虚细，或弦迟，虽中满闷，不可吐，宜橘皮汤、枳实散之类。橘皮汤在和表证中，枳实散在叙论中。

不可吐而强吐之，气筑心即死矣。

可灸不可灸证

烧针令其汗，针处被寒，核起而赤者，必发贲豚，气从少腹上撞者，灸其核上一壮，与桂枝加桂汤。桂枝汤内加桂枝足成一两一分，如前法煎之。

少阴病，其人吐利，手足不逆，反发热，不死，灸少阴七壮。

下利，手足厥无脉，灸之不暖，反微喘者死。

伤寒脉促，手足厥逆，可灸之。

合灸不灸，令病人冷结，久而弥固，气冲心而死。微数之脉，慎不可灸，因火为邪，则为烦逆，追虚逐实，血散脉中，火气虽微，内攻有力，焦骨伤筋，血难复也。

脉浮，当以汗解，而反灸之，邪无从去，因火而盛，病从腰以下，必当重而痹，此为火逆。若欲自解，当先烦，烦乃有汗，随汗而解。何以知之？脉浮，故以知汗出而解。

脉浮热甚而灸之，此为实。实以虚治，因火而动，咽燥必唾血。

不当灸而误灸，令火邪入腹，干错五脏，重加烦而死。

可火不可火证

下利，谷道中痛，当以熬盐末熨之，或炒枳实末温熨，二味相兼益佳。若脐下冷结，不可便熨，冷气攻心腹必死。须先用药温之，久而可熨。凡脐下冷结成关阴，大小便不通，服药虽多，不见效，以炒盐熨脐下，须臾即通。然关阴已，服巴豆、甘遂、大黄、轻粉之类太多，即暴通利而损人，尤宜详之也。

可温证

大法冬宜温热药。

少阴病，其人饮食入则吐，心中温温欲吐，复不能吐，始得之，手足寒，脉弦迟。若膈上有寒饮干呕者，不可吐，宜四逆汤温之。方在四逆证中。

下利，其脉浮大，此为虚，以强下之故也。设脉浮大，因而腹鸣，宜当归四逆汤温之。方在四逆证中。

火邪证

医以火卧床下，或周身用火迫劫汗，或熨、或误灸，皆属火邪也。

伤寒脉浮，医以火迫劫之，亡阳，惊或狂，起卧不安者，宜桂枝去芍药加蜀漆牡蛎龙骨救逆汤。

桂枝一两半、蜀漆一两半、甘草一两、龙骨二两、牡蛎二两半、生姜一两半、大枣六枚。

以水六升，先煮蜀漆减一升，内诸药，煮取二升，去滓，温服一盏。无蜀漆以恒山代之。火劫后脉浮，当汗出而愈。

火邪下之，因烧针烦躁者，桂枝甘草汤主之。

桂枝半两，甘草、牡蛎、龙骨各一两。

以水二升，煮一升，去滓，温取一盏，可代救逆汤使之。

庞曰：灸及烧针后，证似火劫者，并宜火劫治之。烦躁惊及狂，用六石风引汤尤良，柴胡加龙骨牡蛎汤亦通用。

病人因火劫，至十五六日，身黄下利，狂欲走。师脉之，言当下清血如豚肝乃愈，后如师言。何以知之？师曰：寸口脉阳浮而阴濡弱，阳浮为风，濡弱为虚，浮虚受风少血，发热恶寒，洒淅项强头眩。医以火熏郁令汗出，恶寒遂甚，客热因火而发，怫郁蒸于肌肤，自为黄，小便微难，短气，鼻中出血。而复下之，胃无津液，利遂不止，热瘀在膀胱，蓄结成积，状如豚肝。当下不下，心乱迷愦，狂走赴水，必不能自制。蓄血若去，目明心了，此皆医所为，轻者得愈，极者不治。

卷第三

结胸证

病发于阳而反下之，热入内作结胸。其病心下坚满，按之如石，硬而痛，项强如柔痉状，其脉寸口浮，关上尺中皆沉，或沉紧，名曰结胸也。下之则和，宜大陷胸汤。今作煮散煎之。

大黄一两半、芒硝一两八钱半、甘遂末，一字。

异末，先以水一升半，煎大黄半升，绞去大黄滓，下硝末，更煮一二沸，内甘遂末，和匀，温分二服。一服快利，止后服。如作煮散，即先以水一盏，煎大黄末四钱匕，至八分，下硝末二钱匕，候化匀，下甘遂末半钱匕，沸匀，温服之。移时未利，再煎一服，快利为度。

脏结如结胸状，饮食如故，时时下利，寸口脉浮，关上脉小细沉紧，名曰脏结，舌上白苔生者，难治。脏结无阳证，不往来寒热，其人反静，舌上苔滑，不可攻也。

结胸证，其脉尺寸浮大者，不可下，下之则死。复宜发汗也。

结胸证悉具，烦躁甚者死。

太阳病，脉浮而动数，浮则为风，数则为热，动则为痛，数则为虚，头痛发热，微盗汗出，而反恶寒，表未解也。医反下之，动数变迟，膈内拒痛，胃中空虚，宿热动膈，短气烦躁，心下懊侬，阳气内陷，心下固硬，则为结胸，大陷胸汤主之。若不结胸，但头汗出，余处无汗，剂颈而还，小便不利，身必发黄也。

结胸无大热者，此为水结在胸胁也，但头微汗出者，宜大陷胸汤。

太阳病，重发汗而复下之，不大便五六日，舌燥而渴，日晡则少有潮热，从心下至小腹满而痛不可近者，宜大陷胸汤。

虚弱家不耐大陷胸汤，即以大陷胸丸下之。

结胸者，项亦强，如柔痓状，下之则和，宜大陷胸丸。

大黄四两、葶苈子一两半、朴硝一两八钱、杏仁二合。

杵二味，内杏仁、朴硝，合研如脂，丸如弹子大，抄甘遂末一钱，白蜜二合，水二升，煮取一升，温顿服之。一宿乃下，不下更服。

小结胸，正在心下，按之则痛，脉浮滑者，宜小陷胸汤。

半夏六钱半、黄连一分、栝蒌一枚，用四钱。

㕮咀，水三升，煮栝蒌至二升，下诸药，煮取一升，去滓。温温服一盏，食顷再服，一日尽剂，微解下黄涎即愈。

太阳病下之，脉促者不结胸，此为欲解也；脉浮者必结胸，脉紧者必咽痛，脉弦者必两胁拘急，脉细数者头痛未止，脉沉紧者必欲呕，脉沉滑者协热而利，脉浮滑者必下血。

寒实结胸，无热证者，与三物白散方。小陷胸者非也。

桔梗三分、巴豆一分、贝母三分。

细末，内巴豆研匀，白饮调下一钱，羸人减之。病在膈上必吐，在膈下必利。未利啜热粥投之；利过不止，饮冷粥止之。

庞曰：近世治结胸，多行针头丸，用硫黄、阳起石者，若病热毒甚者，必死，唯治冷结寒实耳。

心下痞证

病发于阴而反下之，为痞。发热恶寒，为发于阳，误下则为结胸；无热恶寒，为发于阴，误下则为痞气。

伤寒下之后，若发热汗出者，为欲解；若心下满而硬痛者，此为结胸也；但满而不痛，此为痞气，宜半夏泻心汤。

甘草、黄芩、干姜、人参各一两半，黄连半两，大枣六枚，半夏一两一分。

㕮咀，水六升，煮取三升，去滓，再煎一升半，温温饮一盏，日三夜二。设下后津液入里，胃虚上逆，寒结在心下，故宜辛甘发散。半夏下气，苦能去湿，兼通心气；又甘草力大，故干姜黄连不能相恶也。

心下痞，按之濡，其脉关上浮者，宜大黄黄连泻心汤。

大黄一两，黄连、黄芩各半两。

㕮咀，以虾眼沸汤一升渍之，须臾绞去滓，温温分四服，得利止后服。寒湿迫心气不行，欲作热也。

心下痞闷，而复恶寒汗出者，大黄黄连泻心汤内加附子主之。

附子一枚，炮去皮尖，四破，以水三合，煎一合。去附子，以附子汁内汤中，和匀服之。

与泻心汤而痞不解，其人渴而口干燥，小便不利者，五苓散主之。方在可水证中。

伤寒汗出，解之后，胃中不和，心下痞硬，干噫食臭，胁下有水气，腹中雷鸣，下利，宜生姜泻心汤。

生姜二两，人参、甘草、黄芩各一两半，半夏一两一分，大枣六枚，黄连、干姜各半两。

㕮咀，水五升，煮取三升，去滓，再煎取一升半，温作四服。胃中不和，为少阳木气所制，故用二姜之辛味。

伤寒中风，医反下之，其人下利日数十行，谷不化，腹中雷鸣，心下痞硬而满，干呕心烦不得安。医见心下痞，谓病不尽，复下之，其痞益甚，此非结热，但以胃中虚，客气上逆，故使硬也，甘草泻心汤主之。

甘草二两，黄芩、干姜、人参各半两，半夏一两一分，大枣六枚，黄连半两。

㕮咀，水五升，煎至三升，去滓，再煎取一升半，温作四服。胃虚故加甘味。

大下后，复发汗，心下痞，恶寒者，表未解，不可攻痞，当先解表，表解乃可攻痞。攻痞宜大黄黄连泻心汤。前加附子，是汗出多而恶寒，表将解而里结未除故也；此证是发汗后无汗恶寒，故先须解表也。

伤寒发热，汗出不解，心下痞硬，呕吐下利者，大柴胡汤主之。汗出，呕吐下利，是胃中津液燥，里有结实，非胃虚也，故以大柴胡汤下之。

病人胁下素有痞，连脐旁，痛引小腹入阴筋者，此为脏结，死。

阳毒证

初得病一二日，便成阳毒；或服药吐下后，变成阳毒。其病腰背痛，烦闷不安，狂言欲走，或见鬼，或下利，其脉浮大而数，面赤斑斑如锦纹，咽喉痛，吐下脓血。五日可治，七日不可治，升麻汤主之。不可作煮散。

升麻、当归、甘草各二分，雄黄研，一分，桂枝一分，鳖甲半两，蜀椒半分。

㕮咀，水二升，煎一升，去滓，温服一盏，食顷再服。温覆手足出汗，汗出则解，未解重作之，得吐尤佳。

阳毒宜葛根龙胆汤。方在可发汗证中。

阴毒证

初得病一二日，便成阴毒；或服药六七日以上至十日，变成阴毒。其病身重背强，腹中绞痛，咽喉不利，毒气攻心，心下坚强，气不得息，呕逆，唇青面黑，四肢厥冷，其脉沉细而紧。仲景云：阴毒之候，身痛如被杖，喉咽痛。五六日可治，七日不可治，甘草汤主之。不可作煮散。

甘草、鳖甲、升麻、当归、桂枝各二分，蜀椒一分，雄黄一分。

㕮咀，水三升，煎取一升，去滓。温温每饮一盏，食顷再服，温覆。中毒当汗吐之，汗吐则愈，不吐再服之。

治阴毒反阴丹。

硫黄五两，研末、太阴玄精石味咸者，研末、硝石研末，各二两。

用铁铫子先铺玄精石一半，次铺硝石一半，中间下硫黄，又以硝石盖硫黄，都以玄精石盖之，用盏子合定，令三斤炭火烧令得所，勿以烟出多，急取出，以瓦盆合定地下，四面灰拥，勿令烟出。直候冷，取细研，蒸饼心，丸豌豆大，艾汤下十五丸，病重加至二三十丸，此法甚验。喘促吐逆者，入口便安；服此药三五服，觉不退，便于脐下一寸半灸之，须是大炷百壮，未愈可至二百壮；若手足极冷，小便涩，小腹硬，疠痛囊缩，即须更于脐下四寸，如前灸之，乃与当归四逆并反阴丹频频与服，内外通逐方可解，若稍缓即死矣。当归四逆乃加吴茱萸、生姜者是，慎勿与寻常利小便药。此是阴毒，气结在小腹所致也。有见小便不通，便用炒盐及里热药熨脐下，欲望小便通利，其冷气在小腹之间，被热物所熨，无处通出，即奔上冲心，其死速矣。

又治阴毒硫黄丸。

硫黄二两、水银一两。

同研入铫，洒少醋，慢火炒，欲似烟出，再出火，洒醋，如此三四遍，地上放冷研之，蒸饼丸梧桐子大。每服二十、三十丸，艾汤吞下，日三服，食前。

阴毒，脉沉微欲绝，四肢逆冷，大躁而渴不止，附子饮子。

附子一枚，半两以上者，炮，去皮尖，四破。

以水九升，煎至三升，去附子，入瓶，油单紧封沉井底，候极冷，取饮之。仍下硫黄丸，甚妙。

阴毒之为病，因汗下药性冷所变，多在四五日也；或素来阳气虚冷，始得病，便成阴毒；或始因伤风伤冷物，便成阴毒。其病六日内可治，过六日不可治。

狐惑证

狐惑之为病，状如伤寒，或因伤寒变成斯疾。其候默默欲眠，目不得闭，卧起不安，蚀于喉为惑，蚀于阴为狐，不欲饮食，恶闻食臭，其面乍赤乍黑乍白。蚀于上部则声嗄，甘草泻心汤主之。方在痞证中。蚀于下部则咽干，苦参汤洗之。

苦参半斤、槐白皮四两、野狼牙根四两。

上锉，以水五升，煎三升半，洗之。

蚀于肛门者，烧雄黄薰之。雄黄一味，烧薰下部。病者脉数则热，微烦，默默但欲卧，汗出，初得之三四日，目赤如鸠眼，七八日则两目四眦周皆黑。若能食者，脓已成也，赤小豆当归散主之。

赤小豆一升，浸生芽曝干、当归一两。

细末，浆水调下二钱，日三服。

百合证

庞曰：百合病者，百脉一宗，悉致其病。意欲食复不能食，常默默，欲卧复不能卧，欲出行复不能行，或有美食时，或恶闻食臭时，如寒无寒，如热无热，口苦，小便赤，诸药不能治，得药则增剧，吐利者，如有神祟者，身形如和，其脉微数。每溺时头痛者，六十日乃愈；若溺头不痛，淅然者，四十日愈；若溺快然，但头眩者，二十日愈。其证或未病而预见，或病四五日而出，或二十日或一月后见者，随证治之。

治汗后百合病，百合知母汤。

百合十枚、知母一两半。

百合先洗，渍一宿，当白沫出，去其渍水，别以清泉水一升半，煮百合，取一升，去滓；又别以泉水一升煮知母，取半升，去滓；同百合汤煎至一升，温分三服。

治下后百合病，滑石代赭汤。

百合十枚、滑石一两半、代赭半两。

先以水渍百合一宿，当白沫出，则去其水，更以泉水一升半，煮取一升，去滓；别以泉水一升煮滑石、代赭，取半升，去滓，合和重煎至一升，分温三四服。

治吐后百合病，百合鸡子汤。

百合十枚、鸡子黄二枚。

先以水洗百合，渍一宿，当白沫出，去其水，更以泉水二升，煮取一升，去滓，下鸡子黄，搅匀，分温三服。

治不经吐、下、发汗，百合病形如初者，百合地黄汤。

百合十枚、地黄汁半升。

先以百合水渍一宿，有白沫出，去其水，更以泉水一升半，煮取一升，去滓，内地黄汁，再煮取一升二合，温温分三服，中病勿更服。

治百合病一月不解，变成渴者，百合汤洗之。

百合一升，如前洗。先渍一宿，当白沫出，去其水。

更以水一斗，煎数沸，洗周身，慎风，仍食白汤饼，但勿与盐豉也。煮饼是切面条汤煮水淘过，热汤渍食之。

渴不差，栝蒌牡蛎散主之。

栝蒌无黄脉者、牡蛎粉等分。

细末，水调方寸匕，日三服。

治百合病变发热，百合滑石散。

百合一两、滑石三两。

细末，清饮调方寸匕，日三服。当微利，热则除；已利，勿服之。

百合病见于阴者，以阳法救之；见于阳者，以阴法救之。见阳攻阴，复发其汗，此为逆；见阴攻阳，乃复下之，此亦为逆。

痉湿暍证

伤寒所至，太阳病痉湿暍，此三种宜应别论，以为伤寒相似，故此见之。

痉证

太阳病，发热无汗，反不恶寒，名曰刚痉。

太阳病，微热汗出，不恶寒，名曰柔痉。《病源》云：恶寒。

其证身热足寒，头强项急，恶寒时头热，面赤目脉赤，独头摇，卒口噤，背反张者，痉病。

太阳病，发汗太过，因致痉。《素问》曰：太阳所至，为寝汗痉。又云：肺热移于肾，传为柔痉。始太阳中风，发热而过迫肺金，金投子而避害，故移热于肾水，水为火迫则上升，复凌心位，水入火乡而为汗，若汗太多，因而熟寐，汗反为冷湿之气复着太阳经，故发痉也。

痉病卧不着席，小儿腰背去席二指，大人侧掌，为难治。痉病脉弦，直上下行。

仲景云：太阳病证，其身体几几然，脉反沉迟者，为欲作痉，宜桂枝加栝蒌汤。栝蒌不主中风，项强几几，其意治肺热，令不能移于肾也，桂枝汤内当加栝蒌四两。

病不宜大发汗及针灸，宜小汗之。

柔痉宜桂枝加葛根汤。桂枝汤内加葛根四两。

刚痉宜葛根麻黄汤。方在解表证中。

刚柔痉加减葛根麻黄汤。

葛根、麻黄、生姜各一两，防风、芍药、白术、人参、川芎、黄芩、防己、桂枝、甘草各半两，附子一枚。

㕮咀，水六升，先煮麻黄、葛根数沸，去上沫，内诸药，煮取二升，去滓。饮服一盏，食顷再服，日四五，夜二三。柔痉自汗者，去麻黄加葛根成一两半。

刚痉，胸满口噤，卧不着席，脚挛急，其人必齘齿，宜大承气汤下之。方在可下证中。

湿证

太阳病，关节疼痛而烦，脉沉缓，湿痹之候。其人小便不利，大便反快，只当利其小便，宜五苓散。方在可水证中。

湿家之为病，一身疼，发热，身如熏黄，仍治风湿，脉浮身重，汗出恶风，宜黄芪汤。

黄芪二两半，防己二两，甘草一两，白术、生姜各一两半，枣十六个。

吹咀，水四升，煎至二升，去滓，温饮一盏，食久再服。喘者，加麻黄一两；胃中不和者，加芍药一两半；气上冲者，加桂枝一两半；下有陈寒者，加细辛一两，服后当如虫行皮中。从腰下如冰，坐厚被上，又以一被绕腰以下，令微汗出。

湿家，其人但头汗出，背强，欲得被覆向火。若下之早则哕，胸满，小便不利，舌上如苔者，此丹田有热，胸上有寒，渴欲得水而不能饮，口燥故也。

湿家下之，额上汗出，微喘，小便不利者，死；下利不止者，亦死。

问曰：风湿相搏，一身尽疼痛，法当汗出而解，值天阴雨不止，汗出已解，身复痛，何也？答曰：发其汗，汗大出者，但风气去，湿气续在，是故不愈也。若治风湿者，发其汗，但微似欲出汗者，风湿俱去也。

湿家病身上疼痛，发热，面黄而喘，头痛鼻塞而烦，其脉大，自能饮食，腹中和无病，病在头中寒湿，故鼻塞，细末瓜蒂，含水搐少许鼻中则愈。

湿家身烦痛，可与麻黄汤内加白术二两。麻黄汤在可汗证中。

病者一身尽疼，发热，日晡则剧者，此名风湿。此病因伤于汗出当风，或久伤于冷所致也，可与杏仁薏苡汤。

麻黄一两半，杏仁四拾五枚，薏苡仁、甘草半两。

㕮咀，以水二升，先煮麻黄一二十沸，去上沫，内诸药，煮取一升，去滓，温二三服。

伤寒八九日，风湿相搏，身体烦痛，不能转侧，不呕不渴，脉浮虚而涩者，宜桂枝附子汤。此治大便自利，小便不利者。

桂枝二两、附子二枚、生姜一两半、大枣十二枚、甘草一两。

㕮咀，以水三升，煮取一升，去滓，分温四服。若大便坚，小便自利者，去桂枝加白术二两，煎如前法。初一二服，身如痹，半日许服之都尽，其人如冒状，勿怪，此乃术、附并走皮肤，逐水气未得除，故使之耳。

风湿相搏，骨节疼烦，掣痛不得屈伸，近之则极，汗出短气，小便不利，恶风不欲去被，或有微肿者，甘草附子汤主之。

附子二枚、白术二两、桂枝三两、甘草二两。

㕮咀，水三升，煮取一升，去滓，分温三服。身肿者加防己二两；悸气、小便不利加茯苓一两半，溢水成四升，煎一升三合。

暍证

太阳中热者，暍是也。其人汗出恶寒，身热而渴，白虎汤加人参主之。方在厥阴证中。

太阳中暍者，身热疼重而脉微，此夏月伤冷水，水行皮中所致也，瓜蒂汤主之。

瓜蒂二十七枚。

水半升，煮取二合半，去滓，温服。

太阳中暍，发热恶寒，身重而疼痛，其脉弦而细，芤而迟，小便已，洒然毛耸，手足逆冷，小有劳，身即热，口前开，板齿燥，若发其汗，则恶寒甚；加温针，则反热甚；下之，则淋甚，宜大小橘皮汤。大橘皮汤在不可汗证中。小橘皮汤主手足冷呕哕。

橘皮二两、生姜四两。

㕮咀，水三升，煮取一升半，去滓，作四服，稍热呷之。

发汗吐下后杂病证

病人脉微而涩，此乃医所病，大发其汗，又数大下之，其人亡血。病当恶寒，后乃发热，无休止时。夏月盛热，欲着覆衣；冬月盛寒，欲裸其体，所以然者，阳微则恶寒，阴弱则发热，此医发其汗，使阳气微，又大下之，令阴气弱。五月之时，阳气在表，胃气虚冷，以阳气内微，不能胜冷，故欲着覆衣。十一月之时，阳气在里，胃中燥热，以阴气内弱，不能胜热，故欲裸其身。又阴脉迟涩，故知亡血也。此皆可治。阳微恶寒四逆，阴弱发热为内热病，宜苦酒、艾之类。

大下后，复发汗，小便不利者，亡津液故也，勿治之，得小便利，必自愈。

发汗后，其人脐下悸者，欲作奔豚，茯苓桂枝汤主之。

茯苓四两、桂枝二两、甘草一两、大枣八个。

㕮咀，以甘澜水五升，先煮茯苓减一升，内下诸药，煮取一升半，温温作三服。作甘澜水法：

取水二斗，置大盆中，以杨柏枝击水，上有珠子五六千个相逐，取用之。

发汗或下后，痞满，或成寒实结胸，气塞不通，宜槟榔散。

槟榔二个，一生一煨。

细末，酒二盏，煎一盏四分，作两服，温饮之。兼治蛔厥，心腹刺痛。《南海本草》治膀胱气佳。

庞曰：因发汗时，汗出如水漏下，还复汗少，喘促不止。脉促而按之濡者，合当汗而解；脉促而按之实者，死。若脉浮，手足微厥，面垢唇青，昏愦而喘者，阴阳未和，尚阻升降，宜服顺阴阳五味子汤。

麻黄半两，人参、五味子、麦门冬、杏仁、橘皮、生姜各一分，枣七枚。

㕮咀，水二升，煮七合，去滓，通口服一盏，未差，再作二三服。手足厥甚者，厚衣护其厥。

下后，复发汗，昼日烦躁不得眠，夜而安静，不呕，不渴，无表证，脉沉微，身无大热者，宜干姜附子汤。不可作煮散。

干姜一两、附子一枚，生。

㕮咀，水一升半，煎至半升时，饮一小盏，食久再服。

伤寒，若吐下后，心下逆满，气上冲胸，起则头眩，脉沉紧，发汗则动经，身为振振摇者，宜茯苓白术汤。

茯苓二两，桂枝一两半，白术、甘草各一两。

㕮咀，水三升，煮至一升半，去滓，分温四服。

发汗吐下后，虚烦不得眠，若剧者，必反复颠倒，心中懊侬，香豉栀子汤主之；少气者，加甘草；呕者，加生姜。

栀子香豉汤

肥栀子二十枚、香豉两合，绵裹。

水二升，煎栀子至一升三合，下豉，取七合半，去滓，每进一盏。得吐，止后服。

栀子甘草汤，前汤内加甘草一两，同栀子煮，后下豉，如前法，加水半升。

栀子生姜汤，前方内加生姜二两半，同栀子煮，后下豉，同前法，加水一升。

伤寒五六日，大下之后，身热不去，心中结痛者，未欲解也，属栀子香豉汤主之。用前方。

下后，腹烦满，起卧不安者，栀子厚朴汤主之。

栀子八个，大者、厚朴二两、枳实二枚。

㕮咀，水二升，煮一升，去滓，温饮一盏。

伤寒，医以丸药下之，身热不去，微烦，栀子干姜汤主之。

肥栀子八个、干姜一两。

以水一升七合，煮取八合，去滓，分温三服。

凡用栀子汤得效，即止后服，病人旧有微溏，不可与之。

发汗，若下之，而烦热，胸中窒塞者，栀子汤主之。

伤寒五六日，已发汗而复下之，胸胁满微结，小便不利，渴而不呕，但头汗出，往来寒热，心烦者，此表未解，柴胡桂枝干姜汤主之。

桂枝、黄芩各一两半，柴胡四两，栝蒌根二两，干姜、甘草、牡蛎各一两。

吹咀，水六升，煎至三升，去滓，再煎一升半，温温时饮一盏，食顷再服。

伤寒发汗，若吐下，解后，心下痞硬，噫气不除者，旋覆花代赭汤主之。

旋覆花、甘草各一两半，人参一两，生姜二两半，代赭末，半两，枣三枚，半夏一两半。

吹咀，水五升，煎三升，去滓，再煎取一升半，温分四服。

伤寒，若吐下后，七八日不解，热结在里，表里俱热，时时恶风，大渴，舌上干燥而烦，饮水至数升者，白虎加人参主之。方在厥阴证中。

伤寒八九日，下之，胸满烦惊，小便不利，谵语身重，不可转侧者，柴胡龙骨牡蛎汤主之。

柴胡二两，龙骨、黄芩、生姜、铅丹、人参、桂枝、茯苓、牡蛎各三分，半夏一合，大黄一两，枣六个。

吹咀，水六升，煎取三升，下大黄，切如棋子块，更煎取二升，去滓，温饮一盏。

伤寒，服汤药，下利不止，心下痞硬。服泻心已，复以他药下之，利不止。医以理中与之，利益甚。理中治中焦，此利在下焦，以赤石脂禹余粮汤主之。复不止，当以五苓散利小便。五苓散方在可水证中。

赤石脂禹余粮汤

赤石脂、禹余粮各八两。

水四升，煮取二升，去滓，温饮一盏。

太阳病，外证未除，而数下之，遂协热而利，利不止，心下痞硬，表里不解者，桂枝人参汤主之。

桂枝、甘草各二两，白术、人参、干姜各一两半。

㕮咀，水五升，先煮四味，取三升，内桂，更煮取一升，去滓，温分三服。

发汗后，腹胀满者，厚朴人参汤主之。

厚朴四两、甘草一两、生姜四两、半夏一两一分、人参半两。

以水五升，煮取一升半，去滓，温分三服。

治头痛壮热，心中烦，黄芩栀子汤。

黄芩、栀子各一两半，石膏、干葛各二两，豉半两，葱白寸切，半斤。

㕮咀，水四升，煮取一升半，温温作三四服。始得病便如前证，亦可服。治夏月伤暑毒，殊验。

伤寒发汗后，或未发汗，头痛如破，宜葱白汤。

连须葱白寸切，半斤、生姜二两。

水二升，煮一升，去滓，温温作二三服。

服前汤，头痛未解，宜葛根葱白汤。

葛根一两，芍药、川芎、知母各半两，葱白一握，寸切，生姜一两。

㕮咀，水二升半，煮取一升，去滓，温温分减服。

伤寒头痛立效，荆芥散。

天南星、草乌头肉白者，生用、荆芥穗各半两，石膏一两。

细末，每服二钱半，陈茶一钱，姜汁半呷，薄荷三叶，水两盏，煎至八分，温温相次三服。

伤寒呕吐不止，恶寒，脉细或浮迟，宜理中丸，兼治霍乱吐利，及伤寒后发热，水停喜唾者。

人参、干姜、甘草、白术各一两。

细末，蜜丸鸡子黄大，每服一丸，百沸汤一盏，化令细，煎三五沸，温服之。霍乱脐上筑者，不宜术，可作汤去术，加桂一两半，水三升，煎取八合，稍热服之。吐甚，去术加生姜一两半，作汤煎，如前法，饮热粥一碗，微温覆之，勿发揭衣被。有寒腹满痛，或四肢拘急，或下利转筋，加生附子二枚，作汤服之。

治伤寒呕吐欲死，生姜半夏汤。

半夏一两半、生姜三两。

水三升半，煮一升，去滓，温温分四服。

治呕吐发热，脉滑数或洪者，茅根汤。

茅根半升、麦门冬二合半、半夏一两、人参半两、茯苓半两、生姜二两。

㕮咀，水五升，煎一升半，去滓，温温分减服。

霍乱，头痛发热，身疼，多饮水者，宜五苓散。方在水证中。

伤寒发热自利，脉浮大数，及鼻衄或呕者，宜黄芩芍药汤。

黄芩一两半，芍药、甘草各一两。

㕮咀，水五升，煮取一升半，去滓，分四服。呕者，加半夏一两一分，生姜一两半，煎服。

治伤寒热痢，或兼腹痛，黄连当归丸。

黄连、当归各三两，干姜、赤石脂各一两。

细末，蜜丸梧桐子大，米饮吞下二三十丸，日三夜二服。

伤寒，下利如烂肉汁，赤带下，伏气腹痛，诸热毒悉主之，薤白栀子汤。

豉半升，绵裹、薤白一握、肥栀子大者七个。

水三升半，先煮栀子十沸，下薤白，煎至二升，去滓，下豉煮一升半，温温分减服，必解下恶积。

伤寒汗解，因饮酒复剧，苦烦闷，干呕口燥，呻吟错语，不得卧。此药解热毒，除酷热。不必饮酒剧者，疗五日中神效，黄连黄柏汤。

黄连一两半，黄芩、黄柏各一两，肥栀子十二个。

㕮咀，水三升，煎一升二合，去滓，温温分减服，未差更作。

伤寒四日而大下，热利时作，白通诸药多不得止，四顺汤热，白通汤苦温，除热止利，莫若黄连熟艾汤。

黄连、黄柏各一两半，龙骨一两，熟艾两鸡子大。

㕮咀，水四升，煮一升二合，去滓，分减温服。

庞曰：凡冷利皆宜四逆。冷利脐下必寒，水谷黄白色或青黑也；热利脐下必热，利黄赤色也；天行热毒，下利赤白，久下脓血，及下部毒气，当下细虫如布丝缕大，或长四五寸，黑头锐尾，宜麝香丸。

麝香一钱，附子、雄黄、丹砂、干姜、巴豆各二钱。

捣下筛讫，炼蜜和丸小豆大，米饮下二丸。未知增之。此方本无巴豆，是古方脱去，服之不效。今增巴豆，试之甚验。

伤寒后咳噫，肉豆蔻汤。

肉豆蔻一个，石莲肉炒、茴香各一分，丁香半分，生姜、人参各二分，枇杷叶五片，拭去毛，炙。

㕮咀，水三升，煎至一升半，分四服，空心暖饮之。

庞曰：伤寒汗后，咳噫不止，是阴阳气升降欲作汗，升之不上，降之不下，故胃气上逆而咳噫无休止者，宜良姜汤。

橘皮、良姜、桂枝、当归各一分，麻黄半两，槟榔三个，杏仁二十个，甘草一分，生姜一分，大枣十枚。

吹咀，水二升半，煎至一升，去滓，下槟榔末，又煎三沸，去滓，通口服一盏，未已再一剂。

时行头痛，心如醉状，面爱向黑处，不欲见人，此为坏热不散，速行大青汤与服；不尔，狂走赶人。大青汤

大青叶、秦艽、吴蓝、升麻、荠苨、栝蒌根各二分，甘菊一分，石膏三分，竹沥二合，朴硝三分。

吹咀，分二帖，每服一帖。水二升半，煎至一升二合，去滓，下竹沥、朴硝，分温四服。肉色黄加茵陈六分；面似火加栀子十四枚，加水成三升，煮取一升半，温饮一盏。

七八日热盛不解，苦葶苈汤。

苦酒一升半、苦葶苈一合、生艾汁半升。

同煎至七合，作二服，此疗内热病，有牛黄一刀圭尤良。阮河南曰：今诸疗疾，多用辛甜姜桂人参之属，此皆贵价难得，常有必欲求之，转以失时。而苦参、青葙、葶苈子、艾之属，所在尽有之，除热解毒，最胜向贵价药也，前后数参并用之。得病内热者，不必按常药次也，便以青葙、苦参、艾、苦酒疗之，但少促其间耳，无不解者。苦酒即米醋也。

庞曰：辛甜姜桂人参之属，是发散寒气之药，其病未传成内热者，为调治之大要药也。决不可虑其酸苦之药，正治内热病急要之药也。设当行辛甘而用酸苦，设当行酸苦而用辛甘，是昧于阴阳之用，如此医杀之耳。其辛甘酸苦，自是调治通行之要药，若论苦则忌甘，论甘则忌苦，虽有屡中，诚为粗工矣。

伤寒发黄者，先用瓜蒂末内鼻中，口含水搐鼻中，去黄水，用五苓茵陈散最良。

时行一切，不知身上疼痛，不寒亦不热，沉沉似有所思，顺事多语，此脏正传热，麻仁龙胆丸，服此药不死。

大麻仁、大黄各一两，柴胡、黄芩、白鲜皮、秦艽、赤芍药、龙胆草各二分，黄连一分，栀子二十四个。

细末，蜜丸如梧桐子大。食后煎淡竹叶汤，下三十丸，日与三服，以大利为度。十日小差，一月平复。

地黄汤疗伤寒及温病，应发汗而不与发汗之，内有瘀血者；及鼻衄吐血不尽，内热瘀血，面黄大便黑者，此方主之，消化瘀血甚良。

生湿地黄四两，牡丹皮、芍药、犀角屑无以升麻代，各半两。

㕮咀，水二升，煮取一升，去滓，温温饮一盏。喜忘如狂者，加地黄、黄芩各三分，加水一升；脉大来迟，腹不满自言满者，为无热，不用黄芩也。

鼻衄或吐血下血，黄芩汤。

黄芩四两。

㕮咀，水三升，煮一升半，温饮一盏，兼治妇人漏下血不止。黄柏更佳。

吐血百治不差，此方疗十差十，大黄散。

地黄汁半升、生大黄末一方寸匕。

煎地黄汁三沸，下大黄末，调匀，空腹服之，每温饮一小盏，日三服，血即止。

热病毒气入眼，赤痛生翳，不见光明者，大黄栀子汤。

生大黄一两，升麻半两，瞿麦、甘草各一分，栀子七个。

㕮咀，水二升，煎至一升，去滓，温作四服，以利为度。难利者，煎药毕，下朴硝二分和服。先煮诸药至一升半，乃下大黄，大黄先以水渍，和水下之，则折热易利。

治毒病入眼，忽生赤翳，或白，或肿，肤起或赤痛，不得视光明，入心肝。或眼浮肿，如吹汁出，生膜覆珠子，或内障不见物。良由病后不慎，酒面炙煿五辛所致，宜服此频利之，秦皮大黄汤。

秦皮、柴胡、常山、黄芩、升麻、芍药、白蔹、枳实、甘草各半两，大黄三分。

㕮咀，水三升，煮二升，下大黄，再煎一升半，去滓，食后温饮一盏。热盛者加焰硝半两，汤成后下，化匀服。未差更作，可至五七剂。

又方，滴眼汤斑豆疮不宜用。

秦皮、升麻、黄连各半两。

细锉，水二升，煎至一升，绵包箸头揾汤，滴入眼中，频频用之。

下部䘌疮，雄黄散。

雄黄、青葙子、苦参、黄连各三分，桃仁一分。

为散，以艾汁和丸，枣核大，绵包内下部，萹蓄汁更佳。冬月无艾，浓煎艾汁，和为丸，更以米饮调下二钱，温饮之，日二服。

治䘌疮，青黛丸。

青黛、丁香、黄连等分。

细末，甘淀和丸，枣核大，口中有疮，含之咽汁；若下部有疮，绵裹内下部，日含化五六十丸，差。

牵马丸治天行四五日，下部生疮，医所不能治，此方主之。

附子一分，藜芦、桂枝、巴豆各半两，去皮心，炒黑。

细末，别研巴豆，加蜜杵，丸梧桐子大。空心热水下二丸，未知加三丸。热在膈上不下，饮热汤半升，投吐之，下部蟨自差，神良。

天行口疮，黄柏升麻汤。

黄柏、升麻、甘草生，各半两。

㕮咀，水一升半，煮半升，入地黄汁一合，煎半升，分二服，细呷之。

又方，蔷薇饮子。

蔷薇茎叶切一升，冬用根皮。

水三升，煮半升，温温渍之，去涎。喉咽有疮者，咽汁少许为佳。

又方，黄柏饮子。

黄柏，薄切小片，蜜渍一宿，嚼柏汁渍疮。

又方，五倍子散。

五倍子炒为末敷之，涎出吐去，以差为度。

伤寒喉中痛，闭塞不通，射干煎。

生射干、猪脂各半斤。

合煎，令射干色微焦，去滓，取一枣大，绵裹，含稍稍咽之。

治喉咽痛塞，硼砂散。

硼砂、僵蚕、牙硝、白矾、甘草、雄黄各一分，硇砂半分，草乌头尖四个。

细末，米饮调一钱，细细呷之。

古方黑龙煎，治咽喉肿痛九种疾。

人参半两、甘草一两、无灰酒一升、不蚛皂角四十条。

水三斗，浸皂角一宿，净铛内煎，令水减半，次下人参、甘草，细切，又同煎三分耗二，布绞去滓，下酒更入釜煤一匕半，搅煎如饧稀，入瓷合内，埋地中一宿。若用时，取一丸如鸡头大，盏中以温酒一呷化之，先以水漱口，以鹅毛点药入喉中扫之，有恶涎，或自出，或下腹，可两三度。引药方歇，良久令吐。候恶物出尽了，令吃少许水浸蒸饼，及软饭粥压之，次含甘草一寸咽汁，忌炙煿胡饼、猪肉淹藏等物。如木舌难下药，以匙按舌，用药扫喉中。

九般名：急喉闭、缠喉风、结喉、烂喉、重舌、木舌、遁虫、蚛喋、飞系入喉。

元祐五年，自春至夏秋，蕲黄二郡人患急喉闭，十死八九，速者半日、一日而死。黄州潘推官昌言亲族中亦死数口，后得黑龙膏，救活者数十人。

庞曰：急切亦不候合此膏，用古方以意处之。但得不蚛皂角一两条，槌碎，水三升半，浸少时，挼汁去滓，甘草一分，人参一分，同煎作稀膏，勿令太稠，乃下后药。

霜梅上白盐、硇砂、焰硝各等分。

三味生研，用前膏斟酌和匀，可以扫得为度。每以鹅毛揾少许，如前法扫喉中甚效，其将息次第，亦如前法，此膏得力尤速。若日久膏干，以甘草水化之。病差后，胸喉外生疮勿疑，无盐梅以白盐代。

天行手足肿，疼痛欲脱者，浓煎虎杖汁渍之。

天行后毒气，手足肿痛欲脱，必作痈脓，升麻大黄汤。

升麻、木通、白蔹各三分，黄芩、芍药各一两，甘草半两，大黄一两半。

㕮咀，水三升，煮二升半，下大黄煮一升半，温温饮一盏，利下为度。

伤寒劳复证

病新差后，气血津液衰耗，慎勿为诸劳动事。凡言语思虑，劳神梳沐，澡颒劳力，则生热而复病如初也。又新差后，精髓枯燥，切不可为房事，犯房事劳复必死。魏督邮顾子献病差后，华旉嘱之，慎勿为劳事，余劳尚可，女劳即死。此是女劳复，非阴阳易也。《素问》云：病热而有所遗者，是新差后肠胃尚弱，若多食则难消化，而复病如初也，此是食复新差，强人足两月，虚弱人足百日，则无复病矣。

天行劳复，头痛，四肢疼，葱豉汤。

葱白豉半升。

水二升半，煎葱烂，去滓，入雄鼠屎三七枚，末之和匀，分再服，未差更作。

天行劳复作热，且至晚则腰背痛，头项强重，葛根姜豉汤。

芍药、生姜各一两半，豉、葱白各二合半，葛根二两。

㕮咀，水三升，煎二升，下豉煎一升半，去滓，温饮一盏。

大病差后劳复，枳实栀子汤。

枳实一分、肥栀子十二个、香豉半升。

浆水三升，煮枳实、栀子至二升，下豉煮一升半，去滓，温饮一盏，温覆微汗。食复者加大黄棋子大七枚，同煎服之愈。

疗伤寒已差，劳复如初，脉浮无汗者，桂枝栀子汤。自汗者去麻黄。

栀子十二个，豉半升，桂枝、麻黄各一两。

㕮咀，水三升，煎至二升，下豉取一升半，去滓，温饮一盏，温覆取小汗差。

疗伤寒劳复如初，自汗出者，脉浮滑，烦躁甚，宜此方。

栀子石膏香豉汤

栀子十六个、石膏四两、香豉一两，绵裹。

水三升，先煮二味至二升半，下豉，煮取一升半，去滓，温饮一盏。一法汤成入雄鼠矢二七枚，末良。

病未平复，后劳动致热气攻胸，手足拘急，搐搦如中风状，栝蒌汤。

栝蒌根四两，无黄脉者、淡竹茹半斤。

水三升，煮一升二合，去滓，日二三服，温与之。

妇人病未平复，因夫所动，小腹篡中急痛，腰胯疼，四肢不任举动，无热证者，附子黄芪汤。

白术、当归、桂枝、附子、甘草、芍药、人参各半两，黄芪三分，生姜一两半。

㕮咀，水四升，煮至一升半，去滓，通口服一盏，食久再服，温覆取小汗。

男子劳房成复病，鼠屎汤。

薤根一升、鼠屎二十一个，为末。矢头尖硬者，即是牡鼠也。

水三升半，煮薤根至一升半，去滓，下鼠矢末，再煎三沸，温饮一盏，相次三服。衣覆必有粘汗为效，未汗再作一剂，兼治阴阳易，神验。

男子房劳复发热，口噤，临死舌出数寸。又始得病，百节痛如被打，浑身沉重，恍惚失措，脉促而绝，不可治；或有吐涎不止，或有谵妄烦乱者，皆不可治。

天行差后，劳复发热，呕吐食不下，芦根汤。

芦根半升，生姜二两，橘皮、枇杷叶各一两。

㕮咀，水三升，煮一升半，去滓，温饮一盏，大效。心烦躁加石膏二两，加水一升，煮二升。

阴阳易证

阴阳易病者，阴阳相感动，其毒气着人，如换易也。男子病新差，女子与之交，女子得病，名曰阳易；女子病新差，男子与之交，男子得病，名曰阴易。若二男二女则不相易。然女犯男得病，鲜有死者；男犯女得病，救稍缓则十无一人得生者。若女犯男，男自发劳复，则女不病；男犯女，女自发劳复，则男得病亦轻。富贵之家，虽知其事，后生轻于自恣，犯之多致不救；田野之人，蒙蒙昧昧，只知伤寒能死人，因此病死者十有三四矣，皆不知其所犯之由，深可伤也。男子女人阴阳易病，其状身体疼痛，热上冲胸，头重不能举，眼内生眵，四肢拘急，小腹绞痛，手足蜷则暴死，其亦有不即死者。若小腹里急，热上冲胸，头重不欲举，百节解离，经脉缓弱，血气虚，骨髓竭，便吸吸气力转少，着床不得动，起止仰人引，岁月死，宜此方，足甲裩灰散。

取交接妇人手足甲二十枚，裩近隐处一尺，同烧灰，或米饮调下二钱，日三服。阴头微肿，小便利为愈；若未愈，灸阴头一百壮便差。阴头在毛际间，提阴向上，当头是穴。

女子阳易则取男子手足爪甲，裩近隐处，如前烧服之。可灸毛际横空上，中央曲骨，一穴百壮。

男子阴易如前法灸，若阴卵缩未下，灸足大拇指旋毛上，小炷七壮，是大敦二穴。男女初得阴阳易病，便服薤根鼠矢汤，出汗有验。

伤寒口干喜唾方。

大枣四十枚，煮，去皮核、乌梅肥者十个，去核，为末。

上以枣肉和为丸，含化自然汁。

卷第四

暑病论

庞曰：冬伤于寒，夏至后至三伏中，变为暑病，其热重于温也。有如伤寒而三阴三阳传者，有不依次第传，如见五脏热证者，各随证治之。

暑病表证

暑病代桂枝并葛根证。

桂枝、芍药、知母、生姜各一两半，甘草一两，黄芩一两半，葛根二两，枣十六枚。

㕮咀，水六升，煮取三升，通口服一盏，相次取汗。

暑病代麻黄证

桂枝、杏仁、知母各一两，麻黄三两，甘草、黄芩各一两。

煎如前法。

暑病代青龙汤证。

麻黄二两，石膏三两，知母、桂枝、甘草各一两，杏仁三十枚，生姜一两半，枣十六个。

如前煎服。

暑病代葛根麻黄证。

葛根二两，麻黄一两半，桂枝、甘草、知母、黄芩、芍药各一两，生姜一两半，枣十六枚。

如前煎服。

暑病三日外至七日，不歇内热，令人更相染，大青消毒汤。

大青、芒硝各二两，山栀子一两，石膏四两，豉半升，湿地黄半升。

㕮咀，水七升，煮取三升，去滓，下芒硝化之，温服一盏，以热除为度。

暑病通用白虎，一如伤寒与暍证用之。方在厥阴证中。

暑病通用麦奴丸。方在杂汗证中。

暑病若吐下后，别见形证，一如伤寒门治之。

暑病哕逆、发斑、疮豆坏候，一如温病门治之。已上四条，先生所论。

预防热病急黄贼风，葛粉散。

葛粉二升、生干地黄一升、香豉半升。

细末，食后服方寸匕，牛乳蜜汤、竹沥米饮、乌梅汤任性调下，日三服，有病者日五服。

《素问》载五种暑病

肝热病者先左颊赤，肺热病者先右颊赤，心热病者颜先赤，颜，额也。肾热病者颐先赤，颐，颊也。脾热病者鼻先赤。土主中央。病虽未发，见赤色刺之，名曰治未病。

肝热病者，先小便黄，腹痛多卧身热。热争则狂言及惊，胁满痛，手足躁，不得安卧，庚辛甚，甲乙大汗，气逆则庚辛死。刺足厥阴、少阳。其逆则头痛员员，脉引冲头也。

心热病者，先不乐，数日乃热。热争则卒心痛，烦闷喜呕，头痛面赤无汗，壬癸甚，丙丁大汗，气逆则壬癸死。刺手少阴、太阳。

脾热病者，先头重颊痛，心烦颜青，欲呕身热。热争则腰痛，不可俯仰，腹满泄，两颔痛，甲乙甚，戊己大汗，气逆则甲乙死。刺足太阴、阳明。

肺热病者，先淅然厥，起毫毛，恶风寒，舌上黄身热。热争则喘咳，痛起走胸膺背，不得太息，头痛不任，汗出而恶寒，丙丁甚，庚辛大汗，气逆则丙丁死。刺手太阴、阳明，出血如豆大，立已。

肾热病者，先腰痛胻酸，苦渴数饮水身热。热争则项痛员员澹澹然，戊己甚，壬癸大汗，气逆则戊己死。刺足少阴、太阳。诸汗者，至其所胜日汗出也。

庞曰：五种热病，肝肾二脏有逆证，心脾肺三脏无逆证。凡五种热病，二三日逢克未为逆，忌在五六日也。

时行寒疫论

《病源》载从立春节后，其中无暴大寒，又不冰雪，而人有壮热病者，此属春时阳气发于冬时，伏寒变为温病也。从春分以后至秋分节前，天有暴寒，皆为时行寒疫也。三月、四月，或有暴寒，其时阳气尚弱，为寒所折，病热犹轻；五月、六月，阳气已盛，为寒所折，病热则重；七月、八月，阳气已衰，为寒所折，病热亦微，其病与温病、暑病相似，但治有殊耳。其治法初用摩膏火灸，唯二日法针，用崔文行解散，汗出愈。不解，三日复发汗，若大汗而愈，不解者，勿复发汗也。四日服藜芦丸，微吐愈；若病固，藜芦丸不吐者，服赤小豆瓜蒂散吐之，已解，视病尚未了了者，复一法针之当解。不解者，六日热已入胃，乃与鸡子汤下之愈。无不如意，但当谛视节度与病耳。食不消，病亦如时行，俱发热头痛，食病，当速下之；时病当待六七日。时病始得，一日在皮，二日在肤，三日在肌，四日在胸，五日入胃，入胃乃可下也。热在胃外而下之，热乘虚入胃，然要当复下之。不得下，多致胃烂发斑。微者赤斑出，五死一生；剧者黑斑出，十死一生。人有强弱相倍也。病者过日不以时下之，热不得泄，亦胃烂斑出矣。若得病无热，但狂言烦躁不安，精神言语不与人相主当者，治法在可水五苓散证中。此巢氏载治时行寒疫之法焉。温病、暑病相似，但治有殊者。据温病无摩膏火灸，又有冬温、疮豆，更有四时脏腑阴阳毒，又夏至后有五种热病，时令盛暑，用药稍寒，故治有殊也。

时行寒疫治法

初得时行赤色，头痛项强，兼治贼风走疰寒痹，赵泉黄膏。

大黄、附子、细辛、川椒、干姜、桂枝各一两，巴豆五十粒。

㕮咀，苦酒渍一宿，以腊月猪膏一斤，煎调火三上三下，去滓收之。伤寒赤色，热酒调服梧桐子大一枚，又以火摩身数百遍，兼治贼风最良。风走肌肤，追风所在，摩之神效，千金不传。

崔文行解散，时气不和，伤寒发热。

桔梗炒、细辛各四两，白术八两，乌头炮，一斤。

细末，伤寒服一钱五铢匕，不觉复小增之，以知为度；若时气不和，旦服一钱五铢匕，辟恶欲省病，一服了去，此时行寒疫通用之。无病者预服，以辟寒为佳，皆酒调下。

藜芦散，辟温疫伤寒。

藜芦、踯躅、干姜各四分，牡丹皮、皂角各五分，细辛、附子各三分，桂枝、朱砂各一分。

末之，绛囊带一方寸匕，男左女右，臂上着之。觉有病之时，更以粟米大内鼻中，酒服一钱匕，覆取汗，日再当取一汗耳。

赤小豆瓜蒂散，在厥阴证中。

鸡子汤治热盛，狂语欲走。

生鸡子七枚、芒硝一两。

井花水一大升，同搅千遍，去沫，频服之，快利为度。

猪苓散即伤寒门五苓散也，在可水证中。已上五方，载巢氏治时行寒疫合用之方。

庞曰：摩膏火灸，可行于西北二方，余处难施，莫若初服解散、赤散之类，如转发热而表不解，乃行后四方为佳。天行壮热，烦闷无汗者，麻黄葛根汤。

麻黄五两、葛根四两。

粗末，每服五钱，水二盏，栀子二个，葱白五寸，豉一撮，煎八分，去滓沫，温温相次四五服。取汗，止后服。

天行一二日，麻黄汤。自汗者去麻黄加葛根二两。

麻黄二两，石膏一两半，贝齿五个，无亦得，升麻、甘草、芍药各一两，杏仁四十个。

粗末，每服五钱，水二盏，煎八分，温服。取汗，止后服。

葛根解肌汤，汗后表不解，宜服此。自汗者去麻黄。

葛根四两，麻黄、芍药、大青、甘草、黄芩、桂枝各二两，石膏三两。

煎如前法。

诏书发汗白薇散，治时气二三日不解。

白薇二分、杏仁三分、贝母三分、麻黄七分。

细末，酒调下方寸匕，相次二三服，温覆汗出愈。汤调亦得。

圣散子方。此方苏子瞻《尚书》所传，有序文。

昔尝览《千金方》，三建散于病无所不治，而孙思邈特为著论，以谓此方用药节度，不近人情。至于救急，其验特异，乃知神物效灵，不拘常制，至理开惑，智不能知，今予所得圣散子，殆此类也欤。自古论病，唯伤寒至危急，表里虚实，日数证候，应汗应下之法，差之毫厘，辄至不救。而用圣散子者，一切不问阴阳二感，或男女相易，状至危笃者，连饮数剂，则汗出气通，饮食渐进，神宇完复，更不用诸药，连服取差，其余轻者，心额微汗，正尔无恙。药性小热，而阳毒发狂之类，入口即觉清凉，此殆不可以常理诘也。时疫流行，平旦辄煮一釜，不问老少良贱，各饮一大盏，则时气不入其门。平居无病，能空腹一服，则饮食快美，百疾不生，真济世卫家之宝也。其方不知所从来，而故人巢君谷世宝之，以治此疾，百不失一二。余既得之，谪居黄州，连岁大疫，所全活至不可数。巢君初甚惜此方，指江水为盟，约不传人，余窃隘之，乃以传蕲水人庞君安常。庞以医闻于世，又善著书，故以授之，且使巢君之名与此方同不朽也。其用药如下。

肉豆蔻十个，木猪苓、石菖蒲、茯苓、高良姜、独活、柴胡、吴茱萸、附子炮、麻黄、厚朴姜炙、藁本、芍药、枳壳麸炒、白术、泽泻、藿香、吴术蜀人谓苍术之白者为白术，盖茅术也，而谓今之白术为吴术、防风、细辛、半夏姜汁制，各半两，甘草一两。

锉焙作煮散，每服七铢，水一盏半，煎至八分，去滓热服。余滓两服合为一服，重煎，皆空心服。

治时气伤寒，头痛身热，腰背强引颈，及中风口噤；治疟不绝，妇人产后中风寒，经气腹大，华佗赤散方。

丹砂二分，蜀椒、蜀漆、干姜、细辛、黄芩、防己、桂枝、茯苓、人参、沙参、桔梗、女萎、乌头、常山各三分，雄黄、吴茱萸各五分，麻黄、代赭各十分。

除细辛、丹砂、干姜、雄黄、桂外，皆熬治作散，酒服方寸匕，日二；耐药者二匕，覆令汗出。治疟先发一时服药二匕半，以意消息之。

乌头赤散，治天行疫气病。

乌头六分，皂角、雄黄、细辛、桔梗、大黄各一两。

细末，清酒或井花水服一刀圭，日二，不知稍增，以知为度。除时气不和，一日进一服。牛马六畜中天行瘴疫，亦以方寸匕。人始得病，一日时服一刀圭，取两豆许，内鼻孔中。

斑豆疮论

庞曰：天行豌豆疮，自汉魏以前，经方家不载，或云建武中南阳征虏所得，仍呼为虏疮。其后名医虽载发斑候，是发汗吐下后，热毒不散，表虚里实，热气燥于外，故身体发斑。又说豌豆疱疮，表虚里实，一如发斑之理。别云热毒内盛，攻于脏腑，余气流于肌肉，遂于皮肤毛孔中，结成此疮。既是里实，热毒内盛，则未发及欲发，疮斑未见，皆宜下之也；疮已差，则再下之。此病有两种。一则发斑，俗谓之麻子，其毒稍轻；二则豌豆，其毒最重，多是冬温所变。凡觉冬间有非节之暖，疮毒未发，即如法下之，次第服预防之药，则毒气内消，不复作矣；有不因冬暖，四时自行者，亦如法下之。古方虽有治法，而不详备，疑当时毒热未甚，鲜有死者耶。近世，此疾岁岁未尝无也，甚者夭枉十有五六，虽则毒气内坏不治，因医为咎，又大半矣。若身疼壮热头痛，不与小汗，何由衰散？大腑久秘，毒攻腰胁，或心腹胀满，不与微利，何由释去？故当消息汗下。然则寒药固不当行，温药反增热毒，若热势大盛，脉候洪数，凉性之药，不阻表里气，亦可通用；若寒气阻碍，脉候浮迟，则温性之药，不阻表里气者，可冀冰释。云不可汗下寒热之药，只可紫草一味者，乃滞隅之流，只是遭逢轻疾，以自差为功，若值重病，则拱手待毙矣。世有权贵，自信不任人拘忌，冷热汗下，病或不救，则责医谬误，斯又可为伤叹。夫调瑟者必当移柱，故用古方，附以愚见，为斑豆方，以小儿多染此患，故专用小汤剂，大人可倍用之。

温病发斑治法 小儿证附

冬月触冒寒毒者，至春始发病。病初至表，或已发汗吐下，而表证未罢，毒气不散，故发斑疮。又冬月天气温暖，人感乖候之气，未即发病，至春又被积寒所折，毒气不得泄，至夏遇热，其春寒已解，冬温毒始发，出于肌肤，斑烂隐疹如锦纹也。

治温毒发斑，大疫难救，兼治豌豆疮不出，地黄膏。

湿地黄四两、好豉半升。

以猪膏一斤和匀，露一宿，煎五七沸，令三分去一，绞去滓，下雄黄末一钱匕，麝香末半钱匕，搅匀，稍稍尽饮之，毒从皮中出则愈。小儿斟酌服。

冬温未即发病，至春被积寒所折，不得发，至夏得热，其春寒解，冬温毒始发于肌中，斑烂隐疹如锦纹，而咳闷呕吐清水，宜服黄芩麻黄汤。

葛根、橘皮、杏仁生、麻黄、知母、黄芩、甘草各半两。

㕮咀，水二升，煮八合，去滓，温温分减服之。呕吐先定，便宜消息；不呕者去橘皮。

肺腑脏热，暴发气斑，不可作煮散。香豉石膏汤。

香豉二合，葱须一两，石膏二两，栀子三分，生姜二两，大青、升麻、芒硝各三分。

㕮咀，水三升，煮取一升三合，去滓，下芒硝，温温分减服。

温病发斑，赤斑者五死一生，黑斑者十死一生，大疫难救，黑奴丸主之。方在杂汗证中。

冬温至夏发斑，咳而心闷，呕清汁，眼赤口疮，下部亦生疮，或自下利，黄连汤。

黄连一两，橘皮、杏仁麸炒、枳实、麻黄、葛根、厚朴、甘草各一分。

㕮咀，水三升，煮一升二合，去滓，温温分减服。下利先止，别当消息。小儿斟酌。

天行发斑疮，须臾遍身，皆戴白浆，此恶毒之气。世人云永徽四年，此疮自西域东流于海内，但煮葵菜蒜齑啖之则止，鲜羊血入口即定。初患急食之，作菜下饭亦得。

小儿时行疮豆，恐相传染，先服漏芦汤下之。本治热毒痈疽，赤白诸丹，热毒疮疖。以下皆是小儿汤剂。

漏芦叶无，以山栀子代之、连翘、白蔹、甘草、芒硝各一分，升麻、枳实、麻黄、黄芩各一分半，大黄四分。

㕮咀，水二升，煮一升半，下大黄，煮一升，去滓，下芒硝，分减服，以利为度。大人服可倍作。大黄水浸，少时和水下之。

庞曰：凡觉冬温，至春夏必发斑豆，小儿辈须服漏芦汤下之，得下后，逐日空心饮甘草汁。三岁以上一盏，儿小减之，直候腹疼乃止；未疼可饮至十日，则永不发。或下后饮羊血一盏，则不发。

治时行豌豆疮，桦皮饮子。

桦皮二两，细切，水一升，煮至半升，去滓饮汁，分减服。

庞曰：初得病，便惊狂不眠，浑身濈然汗出，问之身不憎寒，亦不恶风，其脉如数，以漏芦汤下之；不甚数者，以大承气汤下之。非但疮豆，伤寒亦然。

治豆疮毒气不出，烦闷，热毒气攻腰，或腹胁痛不可忍，大便不通，五香汤主之。

麝香半分，木香、丁香、沉香、乳香各一分，芍药、枳实、射干、连翘、黄芩、麻黄、升麻、甘草各半两，大黄一两。

粗末，每服四钱，水一盏，竹沥半盏，煎八分，去滓，下朴硝一钱匕和服，以利为度。

天行热气生疮，身痛壮热，水解散。

麻黄一两，黄芩、桂枝、甘草各半两。

细末，暖水调下二钱匕，小儿一钱，覆令小汗。热气在表，已发汗未解，或吐下后，热毒不散，烦躁谬语，此为表虚里实，热气躁于外，故身体发斑如锦纹；或不因汗下，始得病一二日便发，皆由温疫热毒气使然也。甚则发豌豆疮，其色白或赤，发于皮肤，头作浆戴白脓者，其毒则轻；有紫黑色作根隐隐在肌肉里，其毒则重，十死一生，甚者五内七窍皆有疮形如豌豆，故以名焉。脉洪数者，是其候也。

天行热毒未解，欲生豌豆，发热疼痛，宜服解肌出汗葛根石膏汤。

葛根、麻黄各一两，石膏二两，黄芩、芍药、桂枝、甘草各半两。

粗末，每服四钱，水一盏半，煎八分，温服，取小汗。自汗者去麻黄。

斑豆始有白疱，忽搐入腹，渐作紫黑色，无脓，日夜叫烦乱者，郁金散。

郁金一枚、甘草一分，水半碗，煮干，去甘草，片切，焙干为细末、真脑子炒，半钱。

同研，每一钱匕，以生猪血五七滴，新汲水调下，不过二服。甚者毒气从手足心出，如痈状乃差，此是五死一生候也。

此患小便涩，有血者中坏也。疮黑黡无脓，十死不治；斑豆烦喘，小便不利，鳖甲汤。

灯心一把、鳖甲二两。

水一升半，煎六合，去滓，温分作二服。

斑豆定烦喘，淡竹沥饮子。

淡竹沥。

暖饮之，烦喘自汗，疮不作黑黡，可治。

定烦喘，麻黄甘草汤。

麻黄、杏仁、桑白皮、甘草各一分。

㕮咀，水一升，煎四合，放温分减服。若脉数有热，以竹沥代水一半煎之，嗽或喉痛加射干一分。

斑豆疮出不快，红花汤。

红花子一合，槌碎。

水半升，煎百沸，去滓，分减服之。

斑豆服凉药太过，咳嗽，手足冷，脉迟，甘草干姜汤。

干姜半两、甘草一两。

㕮咀，水一升半，煎六合，分作二服。

常行疮豆，紫草汤最良。患其服之太少不能中病，但多槌切好紫草。以汤沃之，用物合定，候温去滓，分减服。每紫草半升，用汤一升为准也。

斑豆已出，不可止尔，发表更增斑烂，以表虚故也。

豌豆疮欲出，甘草汤。

甘草四两。

细锉，水二升，煎一升，去滓，分减温服。觉腹中微利即止。

油饮子，饮清油一升即不生。

豌豆斑疮不快，表里不解，烦喘，大便秘气攻腹满，犀角升麻汤。

麻黄一分半，木香、犀角、升麻、芍药、甘草、杏仁、枳实、雄黄各一分，大黄半两，麝香一钱。

吹咀，水二升，煎一升半，下大黄，再煎一升，去滓，下雄麝末沸匀，分作三服，以大便通为度。

疮已出定方。

芒硝、猪胆。

和研匀涂之，勿动，痂落无瘢，仍卧黄土末上良。

天行疮豆，预服此则不发，三豆饮子。

赤小豆、黑豆、绿豆各一升，甘草一两。

净淘水八升，煮熟，逐日空心任性食豆饮汁七日，永不发。

疮豆发斑，下利赤黄或脓血，遍身发热，栀子薤豉汤。

好豉半升、薤白二两、肥栀子十六枚。

水二升半，煮栀子、薤白将烂，下豉再煮十数沸，去滓，分减服。解下恶物差。

卷第五

天行温病论

庞曰：辛苦之人，春夏多温热者，皆由冬时触冒寒毒所致。自春及夏至前为温病者，《素问》、仲景所谓伤寒也。有冬时伤非节之暖，名曰冬温之毒，与伤寒大异，即时发病温者，乃天行之病耳。其冬月温暖之时，人感乖候之气，未即发病，至春或被积寒所折，毒气不得泄，至天气暄热，温毒乃发，则肌肉斑烂也。又四时自受乖气，而成腑脏阴阳温毒者，则春有青筋牵，夏有赤脉攒，秋有白气狸，冬有黑骨温，四季有黄肉随，治亦别有法。《难经》载五种伤寒，言温病之脉，行在诸经，不知何经之动，随经所在而取之。中风木，伤寒金，热病火，湿温水，温病土，治之者各取其所属。据《难经》温病，本是四种伤寒，感异气而变成温病也。土无正形，因火而名，故以温次热也。土寄在四维，故附金木水火而变病，所以王叔和云：阳脉浮滑，阴脉濡弱，更遇于风热，变成风温；阳脉洪数，阴脉实大，更遇其热，变成温毒，温毒为病最重也；阳脉濡弱，阴脉弦紧，更遇湿气，变为湿温；脉阴阳俱盛，重感于寒，变成温疟，斯乃同病异名，同脉异经者也。故风温取足厥阴木、手少阴火，温毒专取手少阴火，温疟取手太阴金，湿温取足少阴水、手少阴火，故云随经所在而取之也。天行之病，大则流毒天下，次则一方，次则一乡，次则偏着一家，悉由气运郁发，有胜有伏，迁正退位，或有先后。天地九室相形，故令升之不前，降之不下，则天地不交，万化不安，必偏有宫分，受斯害气，庄子所谓运动之泄者也。且人命有遭逢，时有否泰，故能偏着一家。天地有斯害气，还以天地所生之物，以防备之，命曰贤人知方矣。

辟温疫论

疗疫气令人不相染，及辟温病、伤寒屠苏酒。《通俗文》曰：屋平曰屠苏。《广雅》云：屠苏，庵也。然屠苏平而庵圆，所以不相同，今人寒月厅事下作版阁是也。尊贵之家，阁中施羽帐锦帏，聚会以御寒，故正旦会饮辟温酒，而以屠苏为名也。

大黄、桂枝、桔梗、川椒各十五铢，白术十铢，乌头、菝葜、防风各六铢。

㕮咀，缝囊盛，以十二月晦日早，悬沉井中至泥，正旦平晓，出药置酒中，屠苏之东，向户饮之。屠苏之饮，先从小起，多少自任。一人饮一家无病，一家饮一里无恙。饮药酒三朝，还置井中。若能岁岁饮，可代代无病，当家内外井皆悉着药，辟温气也。忌猪肉、生葱、桃李、雀肉等。

辟温粉

芎、术、白芷、藁本、苓陵香等分

为末，每一两半入英粉四两，和匀，常扑身上，无英粉，蚌粉亦可。凡出汗大多，欲止汗，宜此法。

入温家令不相染，研雄黄并嚏法。

水研光明雄黄，以笔浓蘸涂鼻窍中，则疫气不能入，与病人同床，亦不相染。五更初洗面后及临时点之。凡温疫之家，自生臭秽之气，人闻其气，即时以纸筋探鼻中，嚏之为佳。不尔，邪气入上元宫，遂散百脉而成斯病也。以雄黄点之，则自不闻其气，并辟诸恶怪梦，神良。

常以鸡鸣时，存心念四海神名三七遍，辟百邪恶鬼，令人不病温。

东海神阿明，南海神祝融，西海神巨乘，北海神禺强。

每入病人室，存心念三遍，口勿诵。

古今名贤传，许季山所撰千敷散，辟温疫恶疾，不相染着。

附子一个，一分者，细辛、干姜、麻子、柏实各一分。

细末，和入柏实、麻子令匀，酒服方寸匕。服药一日，十年不病；二日二十年不病；三日三十年不病，受师法保应。三日服之，岁多疫则预服之。不饮酒，井花水服亦得。忌猪肉、生菜。

辟温杀鬼丸，薰百鬼恶气。

雄黄、雌黄各二两，羊角、虎头骨各七两，龙骨、鳖甲、陵鲤甲、猬皮各三两，樗鸡十五枚，无，以芫青五枚代，空青一两，无，以石绿代，川芎、真朱砂各五两，东门上鸡头一枚。

细末，以蜡二十两并丸，鸡头大，正旦门前烧一丸，男左女右，臂上带一丸，辟百恶；独吊丧问死，吞下一丸，小豆大；天阴大雾，烧一丸于门牖前，极佳。

务成子萤火丸，主辟疾病恶气，百鬼虎狼，蛇虺、蜂虿诸毒，五兵白刃，盗贼凶害。

昔冠军将军武威太守刘子南从尹公受得此方，永平十二年于虏界交战败绩，士卒掠尽，子南被围，矢如雨，未至子南马数尺，矢辄堕地，虏以为神人，各解围而去。子南以方教子及诸兄弟为将者，皆未尝被伤，累世秘之。汉末青牛道士得之，以传安定皇甫隆，隆传魏武帝，乃有人得之，故一名冠军丸，一名武威丸。曾试此法，一家五十余口俱染病，唯四人带者不染。

萤火、鬼箭削取皮羽、蒺藜各一两，雄黄、雌黄、矾石各二两，羊角、锻灶灰、铁锤柄入铁处烧焦，各一两半。

为末，以鸡子黄、丹雄鸡冠一具和之，如杏子大，作三角绛囊盛五丸，带左臂，若从军，系腰下勿离身，若在家，挂户之上，辟绝贼盗温疫，神良。

刘根别传曰：颖川太守到官，民大疫，掾吏死者过半，夫人、郎君悉病。府君从根求消除疫气之术，根曰：寅岁泄气在亥，今年太岁在寅，于听事之亥地，穿地深三尺，广与深同，取沙三斛着中，以淳酒三升沃其上。府君从之，病者即愈，疫气遂绝。于听事取太岁六合之地也。

青筋牵证

春三月，行青筋牵证，其源自少阴、少阳。从少阴而涉足少阳，少阳之气始发，少阴之气始衰，阴阳怫郁于腠理皮毛之间，因生表里之疴。因从足少阳发动及少阴，则脏腑受疠而生其病。

肝腑脏阴阳毒气病，颈背双筋牵急，先寒后热，其病相反。若腑虚为阴邪所伤者，则腰强急，脚缩不伸，腑中欲折，眼中生花，此法主之。不可作煮散。

柴胡地黄汤

柴胡二两半，生地黄五合半，香豉五合，生姜、石膏各四两，桂枝半两，大青、白术、芒硝、栀子仁各一两半。

㕮咀，水七升，煎三升，去滓，下芒硝，温饮一盏，日三四服，未差再作。

肝腑脏阴阳温毒病，颈背牵急，先寒后热，其病相反。若脏实则为阳毒所损，眼黄，颈背强直，若欲转动，即合身回侧。不可作煮散。

石膏竹叶汤

淡竹叶二升，栀子仁、黄芩、升麻、芒硝各一两半，细辛、玄参各半两，石膏四两，车前草一升，叶。

㕮咀，水六升，先下竹叶、车前草，煮四升，去滓，下诸药，煮二升，去滓，下芒硝化匀，温饮一盏。

赤脉攒证

夏三月，行赤脉攒病，其源自少阴、太阳。

心腑脏阴阳温毒气，身热，皮肉痛起，其病相反。若脏实则为阳毒所侵，口干舌破而咽塞；若腑虚则为阴邪所伤，战掉不定而惊动。不可作煮散。

石膏地黄汤

石膏、生葛根各四两，麻黄二两，玄参三两，知母半两，栀子仁、大青、黄芩、芒硝各一两半，湿地黄半升。

㕮咀，水九升，取四升，去滓，下芒硝烊化匀，温饮一盏，日三四服。

黄肉随证

四季月终，余十八日，行黄肉随病。其源从太阴、阳明相格，节气相移，三焦寒湿不调，四时关格而起，则脏腑之疴随时而受疠，阳气外泄，阴气内伏。

脾腑脏温毒病，阴阳毒气，头重项直，皮肉强，其病相反。脏实则阳疫所伤，蕴而结核，起于颈下，布热毒于分肉之中，上散入发际，下贯颞颥，隐隐而热，不相断离。不可作煮散。

玄参寒水石汤

羚羊角屑、大青各一两，升麻、射干、芒硝各一两半，玄参四两，寒水石二两半，栀子仁二两。

㕮咀，水七升，煎至三升，去滓，下芒硝烊化匀，温饮一盏，日三四服。

扁鹊云：灸肝脾二俞，主治四时随病。

白气狸证

秋三月，行白气狸病，其源从太阳系于太阴。太阴受淫邪之气，则经络壅滞，毛皮坚竖，发泄邪气，则脏腑伤温，随状受疠。

肺腑脏温病，阴阳毒气，其病相反。若腑虚则阴邪所伤，乍寒乍热，损肺伤气，暴嗽呕逆。不可作煮散。宜石膏杏仁汤。

石膏四两，杏仁、前胡各二两，甘草一两，栀子仁、麻黄、紫菀、桂枝、大青、玄参、葛根各一两半。

㕮咀，水九升，煎四升，温饮一盏，日三四服。

肺腑脏温病，阴阳毒气，其病相反。若脏实则为阳毒所损，体热生斑，气喘引饮。不可作煮散。宜石膏葱白汤。

豉半升，葱白连须二两，石膏、生姜各四两，栀子仁、升麻、大青、芒硝各一两半。

㕮咀，水八升，煎三升半，去滓，下芒硝烊化匀，温饮一盏，日三四服。

黑骨温证

冬三月，行黑骨温病，其源从太阳、少阴，相搏蕴积，三焦上下壅塞，阴毒内行，脏腑受客邪之气，则病生矣。

肾腑脏温病，阴阳毒气，其病相反。若腑虚则为阴毒所伤，里热外寒，意欲守火而引饮，或腰痛欲折。肾腑脏温病，阴阳毒气，其病相反。若脏实则为阳毒所损，胸胁切痛，类如刀刺，心腹膨胀，服冷药差过而便洞泄。不可作煮散。苦参石膏汤。

苦参、生葛各二两，石膏、湿地黄各四两，栀子仁、茵陈、芒硝各一两半，香豉、葱白各半升。

㕮咀，水八升，煎三升半，去滓，下芒硝烊化匀，温饮一盏，日三四服。

扁鹊云：灸脾肝肾三腧，治丹毒、黑骨温之病。

知母解肌汤疗温热病，头痛，骨肉烦疼，口燥心闷；或是夏月天行毒，外寒内热者；或已下之，余热未尽者；或热病自得利，有虚热烦渴者。

麻黄、甘草各一两，知母、葛根各一两半，石膏三两。

㕮咀，水三升，煎一升，去滓，温饮一盏。若已下及自得利下，虚热未除者，除麻黄加葛根成三两，病常自汗者，亦如此法加葛根。无汗而难得汗者，加麻黄成一两半；因变泄者，除麻黄加白薇、人参各一两，加水四升，煎至一升半。

温病哕方论

伏热在胃，令人胸满气逆，逆则哕；若大下后，胃中虚冷，亦致哕也。

温病有热，饮水暴冷哕，茅根葛根汤。

茅根、葛根各半升。

水四升，煮二升，去滓，温饮一盏。

温病热未除，重被暴寒，寒毒入胃，蕴结不散变哕，梓皮饮子。

单煮梓皮汁，稍稍饮之佳。

温病积饮冷，冷结胃中，热入肾中，变壮热大哕者，服梓皮汤。夫肾中有热者，病差后，足心皮喜剥脱去，头发秃落，是其证也。

温病胃冷变哕，茅根橘皮汤。

白茅根半升，橘皮一两半，桂枝、葛根各一两。

㕮咀，水三升，煎去半，去滓，温饮一盏，哕止停后服。微有热，减桂半两。微有热，宜去桂，加生姜二两。

温病有热，饮水暴冷哕，枇杷茅根汤。

枇杷叶、茅根各半升。

水四升，煮去半，去滓，稍热饮之一二盏。以上四方，皆不可作煮散。

温病者，此热入肾，肾脏恶燥，热盛则肾燥，肾燥故渴，引饮而自救也。

葳蕤汤疗冬温，及春月中风伤寒，发热，头眩痛，咽干，舌强，胸中痛，心胸痞满，腰背强。

葳蕤、白薇、麻黄、独活、大杏仁生、川芎、甘草、青木香、葛根各一两，石膏一两半。

㕮咀，水五升，煎二升半，去滓，饮一盏，通口服之，取汗。若一寒一热者，加朴硝半两，大黄一两半，朴硝末后下。

黄 病 证

黄病者，一身尽痛，发热，面色洞黄。七八日后，结热里有血，当下之如㹠肝状。有血必狂，宜抵挡汤；如黄病自下血，亦有自愈者。其人小腹满急，若眼睛涩痛，鼻骨疼，两膊及项强，腰背急，则是黄候。大便涩，但得小便利，则不虑死矣。不用大便多，多则心腹胀，为不佳。此由寒湿在表，则热蓄于脾胃，腠理不开，瘀热与宿谷相搏，郁蒸不得消散，则大小便不通，故身体面目皆变黄色。黄候其寸口近掌无脉，口鼻气冷者死。

疗诸黄膏发煎。

乱发两鸡子大、猪膏八两。

二味煎令发消尽，研绞去滓，分二服，病从小便去。有人再病，胃中干粪下便差。

又方

瓜蒂二十七个，水一升，煎去半，顿服之。

黄疸目黄不除，瓜丁散。

瓜丁细末。

含水畜豆许，深入鼻中，黄水出尽为度。

孙真人曰：凡遇天行热病，多内热着黄，但用瓜丁散内鼻中，黄水出乃愈，即于后不复患病黄矣。常须用心警候病人四肢身面，微似有黄气，即速行瓜丁散，不可令散漫，失候必大危矣。特忌酒面、色欲，犯者死。

黄家日晡发热，而反恶寒，此为女劳。得之膀胱急，小腹满，身体尽黄，额上反黑，足下热。因作黑瘅，大便必黑，腹胪胀满如水状，大便黑溏者，此女劳之病，非水也。腹满者难疗。硝石矾石散。

硝石、矾石。

等分捣筛，以大麦粥汁和服方寸匕，日三。重衣覆取汁，病随大小便去，小便正黄，大便正黑也。大麦则须是无皮麦者。《千金方》云：硝石二分，熬令燥；矾石一分，熬令燥，故注之。

伤寒感异气成温病坏候并疟证

病人素伤于风，因复伤于热，风热相搏，则发风温。四肢不收，头痛身热，常自汗出不解，治在少阴、厥阴。少阴火，厥阴木。不可发汗，汗出则谵语，内烦扰不得卧，善惊，目光无精。治之复发其汗，如此者，医杀之耳。

风温之为病，脉阴阳俱浮，汗出体重，其息必喘，嘿嘿但欲眠。下之则小便难，发汗则谵语，加温针则耳聋难言，但吐下之则遗尿，宜葳蕤汤。方在温病哕方论中。因发汗后，身体不恶寒，而反恶热，无下证者，名曰风温，知母石膏汤。

知母一两，石膏一两半，葛根、葳蕤各三分，甘草、黄芩、升麻、人参、杏仁、羌活、防风各半两。

㕮咀，水三升，煎一升半，去滓，温饮一盏，通口与之取汗。

病人素伤于寒，因复伤于寒，变成温疟，寒多热少者，华佗赤散主之。在寒疫治法中。

寒热相半者，丹砂丸。兼治间日疟子。

丹砂、人参各一钱，附子一个，半两者。

细末，蜜丸梧桐子大，煎竹叶汤，吞下二三十丸，发前三服。中病则吐，或身习习麻木，未中病加至四十丸。间日发前如法服，中病即止。

温疟内热甚，昏昏嘿嘿者，麦奴丸主之。方在可汗门中。

温疟其脉如平，身无寒但热，骨节烦疼，时呕，白虎加桂枝汤。

石膏四两、知母一两半、甘草半两、粳米一合半、桂枝三分。

㕮咀，水三升半，煮米熟，去米下药，取一升半，温饮一盏。

温疟之为病，先热后寒。

病人尝伤于湿，因而中暍，湿热相搏，则发湿温。病苦两胫逆冷，腹满，又胸头目痛苦妄言，治在少阴，不可发汗。汗出则不能言，耳聋，不知痛所在，身青而色变，名曰重暍，如此者，医杀之耳。

治湿温如前证者，白虎汤主之。方在伤寒厥阴门中。

湿温多汗，妄言烦渴，石膏甘草散。

石膏、甘草等分。

细末，浆水调下二钱匕，日三服。

庞曰：愚医昧于冷热之脉，见足胫冷，多行四逆辈，如此医杀者不可胜计。湿温脉小紧，有如伤寒脉，但证候有异，数进白虎，则胫自温而差也。

病人素伤于热，因复伤于热，变为温毒。温毒为病最重也。

本太阳病不解，转入少阳，小柴胡证罢，此为坏证，知犯何逆，以法治之。

寸口脉洪而大，数而滑，洪大荣气长，数滑胃气实，荣长即阳盛，怫郁不得出，胃实即牢难，大便苦干燥，三焦闭塞，津液不通。医复发汗，令阳气盛不周；复重下之，大便遂秘，小便不利。荣卫相搏，五心烦热，两目如火，鼻干面赤，舌燥齿黄而大渴，过经成坏病。巢氏亦载此一候，今列入证中，经手神效方附。治如前证。

三黄石膏汤

石膏一两，研，黄连、黄柏、黄芩各半两，香豉二合半，栀子五个，麻黄三分。

㕮咀，水三升，煎取一升，分三服。未中病，再一剂，其效如神。

《深师方》曰：伤寒已八九日，三焦生热，其脉滑数，昏愦，身热沉重拘急，或时呻吟。欲攻内则沉重拘急，由表未解，直用汗药则毒因加剧。古方无表里兼疗者，思以三黄汤解其内，有所增加，以解其外，故用三黄石膏汤。

论曰：伤寒发汗，或下或误，后三焦热，脉候洪数，谵语不休，昼夜喘息，鼻中屡衄血，而疾势不解，身目如发黄，狂躁欲走，宜三黄石膏汤。

以上四种温病，王叔和所谓同病异名、同脉异经者也。风温与中风脉同，温疟与伤寒脉同，湿温与中湿脉同，温毒与热病脉同，唯证候异而用药有殊耳，误作伤寒发汗者，十死无一生。

败坏别行方

天行病经七日以上，热势弥固，大便秘涩，心腹痞满，食饮不下，精神昏乱恍惚，狂言谵语，其脉沉细，众状之中，无一可救，决计附子鳖甲汤。不可作煮散。

鳖甲、白藓皮、茵陈各半两，细辛、桂枝、白术、吴茱萸、附子、枳实各一分，大黄三分，生姜一两。

㕮咀，水三升，煮一升，温作三服。

伤寒将理失节，服冷药太多，伏热在脏，手足厥逆，爪甲稍青，恐阳气渐衰成阴毒气，踟蹰之间，变入狐惑，面色斑斑如锦纹，木通桂枝汤。

木通、桂各一两，吴茱萸、细辛各一分，甘草半两，葱白六茎，枣九个。

㕮咀，水二升半，煎一升二合，去滓，温作四服。

伤寒三七日至四七日，劳痟不歇，热毒不止，乍热乍寒，乍差乍发，动作如疟，鳖甲恒山汤。

鳖甲、恒山、牛膝各三分，大青、牡丹各半两，石膏二两，乌梅肉、甘草各一分，淡竹叶、豉、生麦门冬、生地黄各二合半。

㕮咀，水五升，煎二升半，温饮一盏。

伤寒八九日不差，名曰败伤寒，诸药不能治者，鳖甲犀角汤。

鳖甲、升麻、柴胡、乌梅肉、枳实、犀角屑、黄芩各半两，甘草一分，生地黄二合半。

㕮咀，水三升，煎一升半，分五服，日三夜二。

败伤寒，头痛，骨肉痛，荒言妄语，医所不能疗者，用前黑奴丸主之。方在杂汗证中。

庞曰：有人患时气，经六七日，因发狂，遂眼瞪不瞬，手挛胭曲，口噤或有张口者，冥冥不知人事，口鼻气绝，但心头温，面色和，六脉皆动，一如尸厥，如此不省五六日。因作成败计，救用风引汤加附子，灌下两服遂省。

风引加附子汤

寒水石、石膏、赤石脂、白石脂、紫石英、滑石各六钱，附子一个，龙骨、大黄、干姜各四钱，甘草、牡蛎粉各二钱，桂枝三钱。

粗末，每服三钱匕，水一盏，煎至七分，去滓，温饮之。

小儿伤寒证

小儿伤寒发热，自汗多啼，葛根芍药汤。

葛根三分，芍药、甘草、黄芩、桂枝各半两。

粗末，每服三钱，水一盏，煎六分，去滓，温温作二服，相次与之。热盛者，去桂，加升麻半两。无汗者，加麻黄一两。喘者，加杏子半两。

庞曰：小儿伤寒，始因壮热不除，被汤丸下后，其项强眼翻，弄舌搐搦，如发痫状，久则哽气，啼声不出。医以为惊风，屡服朱砂、水银、牛黄、录粉、巴豆、竹沥之类，药皆无验。此由误下后，毒气结在心胸，内热生涎，涎裹诸药，不能宣行所致也，荡涎散。

粉霜一钱、腻粉二匣、芫花一分。

细末，暖浆水调下，一岁半钱，病势大者再服。白色着底者，粉霜也，宜尽嚾之。良久得睡，取下黑黄涎裹包丹砂之类，皆成颗块，啼声便出，立安。

庞曰：小儿结胸，亦如前状，但啼声出，医亦多作惊风治之。其脉浮滑，试以指按心下，则痛而啼，宜半夏黄连栝蒌汤斟酌服，当下黄涎便差。方在结胸门中。

小儿伤寒，蒸起风热，发痫，手足搐掣不省，蛇皮汤。

麻黄、大黄、牡蛎、黄芩各四钱，寒水石、白石脂、赤石脂、石膏、紫石英、滑石各八钱，人参、桂枝、龙齿各二钱，甘草三钱，蛇蜕皮一钱。

粗末，每四钱水一盏半，煎七分，温分二服，热多者进三服，以水并竹沥中半煎，尤佳。

小儿伤寒后，胃中有热，烦闷不食，至日晚潮热颊赤，躁乱呕吐，芦根汤。

生芦根、生茅根、赤茯苓、子芩、麦门冬、甘草、生姜各一分，小麦、糯米各二百粒。

细锉，水一升二合，煎六合，去滓，分三服，立效。

小儿伤寒，咳嗽，胸膈痰壅，喉中呀呷声，射干汤。

射干、麻黄、紫菀、桂心、半夏各半两，甘草一分。

粗末，每服三钱，水一盏半，生姜汁少许，煎六分，去滓，入蜜半匕烊化匀，温作二服。

又方，甜葶苈汤。

甜葶苈炒、杏仁炒、麻黄各等分。

粗末，每二钱水一盏，煎五分，温温分减服。

小儿伤寒后，盗汗，体热咽干，犀角黄芪汤。

犀角屑、茯神、麦门冬、黄芪、人参各半两，甘草一分。

粗末，每三钱水一盏，煎五分，温温服。

小儿伤寒里不解，发惊妄语，狂躁潮热，钩藤大黄汤。

钩藤皮、当归、甘草炙、芍药各半两，大黄三分。

粗末，每三钱水一盏，煎六分，温温服，以利为度。难利者，间茵陈丸服。方在伤寒门中。此方不唯治伤寒，常时小儿伤食，作惊发痫，不乳，温壮呀喔，皆可斟酌与服，以利为度。

卷第六

伤寒杂方

冬夏伤寒，发汗极效，时雨散。冬春及夏初行之大验。

苍术四两，甘草、麻黄各二两，猪牙皂角四挺。

为末，每服二钱，水一盏，煎三两沸，和滓温服，盖覆取汗出，立效。但是时行寒疫，皆宜服此，可多合以拯贫民。

伤寒头痛，玄精石方。

石膏、太阴玄精石各一两，麻黄二两，甘草半两。

粗末，每服四钱，水一盏，竹叶二七片，煎七分，去滓，温饮，不计时候。

伤寒头痛不止，瓜蒂牙硝散。

藜芦一钱、瓜蒂三钱、牙硝二钱、脑麝各少许。

细末，吹少许入鼻，得嚏则愈。

时气八九日，喘闷烦躁，麻黄杏子汤。

桔梗、麦门冬各一两，麻黄一两半，杏仁、黄芩、甘草各三分。

粗末，每五钱，水一盏半，煎八分，温温日可四五服。

时气脑热，头疼不止，朴硝散。

川朴硝，研，生油调涂顶上。

时气豌豆疮出不快，心神烦闷，犀角五香汤。

犀角屑、丁香、乳香、木香各半两，玄参、升麻各一两，麝香一分。

粗末，每五钱水一盏，竹沥半盏，煎八分，温温日三四服。

妊娠杂方

妊娠时气，令子不落，伏龙肝散。

伏龙肝为末，水调涂脐下，干时易之，疾差乃止。

妊娠伤寒，内热极甚，令不伤胎，吞鸡子法。

取鸡子，以绢袋贮投井底，浸令极冷，旋破吞六七枚，佳。

妊娠伤寒，腹胀，大便不通，喘急，牵牛散。

大黄、郁金、青橘皮各一两，甘草三分，牵牛子取末，二两。

细末，不计时，姜汤调下二钱，以利为度。

妊娠伤寒，服汗下诸药，热已退，觉气虚不和，宜与此药安胎，黄芪人参汤。

黄芪、人参、半夏、陈橘皮、麦门冬、当归、赤茯苓各半两。

粗末，每服四钱，水二盏，姜三片，煎七分，去滓，下阿胶末一小匕，烊化，温与之，日可三四服。

大热甚，胎不安者，不宜前药，宜用阿胶散。

阿胶末一钱半，竹沥调下，无竹沥，用小麦、竹叶煎汤调下。

妊娠伤寒四五日以上，心腹胀，渴不止，腰痛重，橘皮枳实汤。

枳实、麦门冬各三分，陈橘皮一两。

粗末，每服五钱，水一盏半，生姜四片，煎八分，去滓，温服。

妊娠热病，胎死腹中，鹿角屑汤。

鹿角屑一两。

水一碗，葱白五茎，豉半合，煎六分，去滓，温作二服。

又方，益母草饮子。

益母草绞汁，饮半升，即出。

治伤寒小产，恶露不行，腹胀烦闷欲死，大黄桃仁汤。

朴硝、大黄。

二味等分末之，每一钱或二钱，桃仁去双仁皮尖，碎之，浓煎汤调下，以通为度，日三服。

小产后，其恶露被热蒸断不行，地黄饮子。

地黄汁、藕汁各一碗，生姜汁一盏。

令和暖，温分三四服，微有寒，煎二十沸服之，亦下死胎。

伤寒产后，血运欲绝，红花散。

红花、荷叶、姜黄等分。

末之，炒生姜，小便调下二钱。

凡伤寒小产，夏月宜少用醋炭，多有烦闷运死者。

伤寒产后，恶血冲心，闷乱口干，生姜小便饮子。

生地黄汁、藕汁、小便各一盏。

和匀，煎三两沸，温热分作三服。

伤寒产后，恶露为热搏不下，烦闷胀喘狂言者，抵当汤及桃仁承气汤主之。二方在可下门中。

伤寒小产后，烦闷，大躁渴，石膏栝蒌汤。

黄连、黄芩、甘草、栝蒌根各一两，石膏一两半。

粗末，每服四钱，水一盏半，煎八分，温服一盏。

伤寒暑病通用刺法

庞曰：凡过经不解谵语者，当刺期门，随其实而泻之。刺期门之法，须待脉弦或浮紧，刺之必愈；余刺之不差，以正取肝之邪故也。期门穴直乳下，当腹旁近胁骨，是穴针入一寸。

伤寒发热，啬啬恶寒，其人大渴饮水者，其腹必满，小便不利而自汗出，其病欲解，此为肝乘肺，名曰纵，当刺期门。

腹满谵语，寸口脉浮而紧，此为肝乘脾，名曰横，当刺期门。

下血而谵语，此为热入血室，但额上汗出者，当刺期门，随其实而泻之，濈然汗出者愈。

妇人中风，发热恶寒，其经水适来，得七八日热除，脉迟身凉，胸胁下满如结胸状，而谵语，此为热入血室，当刺期门，随其实者而取之。

太阳与少阳并病，头痛或眩，时如结胸，心下必坚，当刺泻肺俞、大杼，慎不可发汗。发汗则谵语，谵语则脉弦，五日谵语不止，当刺期门。

伤寒喉痹，刺手少阴，腕骨小指后动脉是也，刺入三分补之。佳通里二穴，去腕后一寸，是手少阴之经，主热病喉痹，针入三分，可灸三壮。

伤寒妊娠腹满，不得小便，腰以下肿如水气状，怀孕七月，太阴当养，此心气实，当刺泻劳宫及关元，小便利即愈。劳宫手掌中央，屈无名指取之，关元在脐下三寸。

伤寒饮水过多，腹胀气喘，刺中脘。鸠尾下三寸。

伤寒汗不出，脊强，喉闭烦满，针大杼。大杼穴在第一椎下两旁，相去各一寸五分，针入一寸泻之。

伤寒余热不尽，皮肤干燥，针曲池。在曲肘横纹头，针可透下，泻之。

热病汗出，脉反顺，可汗者，取之鱼际、太渊、大都、太白，泻之则热去，补之则汗出。太甚者取踝上横纹以止之。鱼际在大指本节后内侧散脉中；太渊在掌后陷中；大都在足大指本节后陷中；太白在足内侧核骨下陷中；踝上横纹不说穴名，当是足内踝上二寸，名曰复溜，主骨寒热汗注不休故也。

热病七八日，脉口动，喘而眩者，急刺之。汗且自出，浅刺手大指间。合谷穴是也。

热病先胸胁痛，手足躁，刺足少阳，补足太阴。据伤寒皆忌土败木贼证，是足少阳木受邪，当传克脾土，故宜泻足少阳之丘墟，而补足太阴之太白。《素问》云：补足太阴者是也。其全元起《太素》作手太阴而以肺经，从肺出腋下，故胸胁满痛。又有引虚则索筋于肝，不得索之于金，而以手太阴为是。既言不得索之于金矣，而复求于金乎，是必不然也。既泻于木，理不合更补于金，若补于金，则木反受克矣，故当补脾土无疑。

热病先手臂痛，刺手阳明、太阴，汗出止。太阴络列缺穴，在腕上二寸半，刺七分；阳明商阳穴在手大指次指端，去甲如韭叶，刺三分。

热病始于头首者，刺项太阳而汗出止。天柱穴在项后发际，大筋外廉陷中，可刺五分，泻之。

热病先眩冒而热，胸胁满，刺足少阴、少阳。足少阴涌泉穴，在两脚心陷，屈足卷指宛宛中，刺入七分，泻之，无令血出。足少阳侠溪穴，在小指歧骨间，本节前陷中。

热病始足胫痛者，先取足阳明而汗出。陷谷穴在足大指次指之间，本节后陷中，针入五分，泻之。

热病三日汗不出，怵惕胸胁痛，不可转侧，大小便血及衄不止，气逆呕哕，烦渴，食饮不下，针劳宫。在手掌心，针入五分，泻之。

伤寒死生候

伤寒下利，厥逆烦躁，不得卧者死。

伤寒厥逆六七日，发热而利者生，汗出利不止者死，但有阴无阳故也。

伤寒咳逆上气，其脉散者死，谓形损故也。

夫病者，实则谵语，虚则郑声。重语是也。直视谵语、喘满者死，下利者亦死。

伤寒脉阴阳俱紧，口中气出，唇口干燥，蜷卧足冷，鼻中涕出，舌上苔滑，勿妄治也。

伤寒脉浮而洪，身汗如油，喘而不休，水浆不下，形体不仁，乍静乍乱，此为命绝也。又未知何脏先受其灾。若汗出发润，喘而不休，此为肺先绝也；阳反独留，形体如烟熏，直视摇头，此为心先绝也；唇吻反青，四肢漐习者，此为肝先绝也；环口黧黑，柔汗发黄，此为脾先绝也；溲便遗失，狂言目反直视者，此为肾先绝也。

伤寒脉顺四时，夜半得病日中解，日中得病夜半解，更不传也。

热病死生候

热病阴阳交者，热烦身燥，太阴寸口脉两冲尚躁盛，是阴阳交，死；得脉静者生。

热病得汗，身冷脉欲绝，其人已安静，但昏沉喜睡，急与四逆辈，令手足温，不尔，熟寐而卒。

热病阳进阴退，头独汗出，死；阴进阳退，腰以下至足有汗出，亦死；阴阳俱进，汗出已，热如故，亦死；阴阳俱退，汗出已，寒栗不止，口鼻气冷，亦死。

热病所谓并阴者，热病已得汗，因得泄，是谓并阴，故治；热病所谓并阳者，热病已得汗，脉尚躁盛，大热汗出，虽不汗，身和而衄，是谓并阳。故治。

热病不知痛所在，不能自收，口干渴热甚，阴头有寒者，热在骨髓，死，不治。

病若谵语妄言，身当有热，而反四逆，脉沉细者，死。

热病在肾，令人渴，口干，舌焦黄赤，昼夜引饮不止，腹大而胀，尚不厌饮，目无精光，死，不治。

热病所谓阳附阴者，腰以下至足热，腰以上寒，阴气下争而还，心腹满者，死。

热病所谓阴附阳者，腰以上至头热，腰以下寒，阳气上争而还，得汗者，生。

热病得汗，脉减躁，身和面赤，此为荣未交，待时自已，肝病待甲乙之例。《素问》云：荣未交日，今且得汗，待时而已。

热病七八日，脉微小病者，溲血口中干，一日半死；代脉一日死。

热病七八日，脉不躁不数而喘，后三日有汗。三日不汗，四日死。未曾汗，勿庸刺。

热病身面发黄，面肿，心热口干，舌卷焦黄黑，身麻而臭，伏毒伤肺，中脾者死。

热病瘈疭狂言，不得汗，瘈疭不止，伏毒伤肝，中胆者死。

热病汗不出，出不至足，呕胆吐血，善惊不得卧，伏毒在胆足少阳者死。

温病死生候

有病温汗出，辄复热而脉躁疾，不为汗衰，狂言不能食，病名曰阴阳交，见三死而未见一生。寅申巳亥辰戌丑未年有此证。温病得病，便短息微闷，神识惺惺，脉尺寸反者死。子午卯酉年有此证。

凡温病人三二日，身热脉疾，头痛，食饮如故，脉直疾，八日死；四五日头痛脉疾，喜吐，脉来细，十二日死，此病不疗；八九日脉不疾，身不痛，目不赤，色不变，而反利，脉来牒牒，按不弹手指，时时大，心下硬，十七日死。心下不硬者生。

天行差后禁忌

饮酒合阴阳复病必死，生鲙煮面酒，韭、蕈、鳝、莼、豆粉，犬羊肉、肠、血、生果、油肥之类，食之皆发热黄，下利不救。诸劳动皆致复，尚可治，女劳多死。

解仲景脉说

庞曰：动脉见于关上下，无头尾，厥厥动摇，名曰动也。阳动则汗出，阴动则发热。关位占六分，前三分为阳，后三分为阴。若当阳连寸动而阴静，法当有汗而解。《素问》云：阳加于阴谓之汗。当阴连尺动而阳静，则发热。《素问》云：尺粗为热中。若大汗后，形冷恶寒者，三焦伤也，此是死证。脉按之虚软，战汗而解；脉按之有力，躁汗而解；脉虚微，必经汗吐下，无津液作汗，阴阳自和愈。

趺阳在足大指次指间，上行五寸，是足阳明胃脉也。名曰冲阳穴也。

少阴脉在足内踝后，跟骨上动脉陷中，是足少阴肾脉也。名太溪穴。

仲景云：按寸不及尺，握手不及足。谓医者只凭尺寸，不诊冲阳、太溪也。

庞曰：寸口脉浮大，浮为虚，医反下之，为责虚取实；大为无血，反饮冷水，令汗大出，为守空迫血。致趺阳脉亦浮虚，虚寒相搏，则噎也；若趺阳脉不浮而但滑者，则胃寒而哕矣。

庞曰：伏气之病，谓非时有暴寒而中人，伏毒气于少阴经，始虽不病，旬月乃发，便脉微弱，法先喉痛似伤，次则下利。喉痛半夏桂枝甘草汤主之；下利有诸证，用通脉四逆汤主之。方在少阴证中。此病三二日便差，古方谓肾伤寒是也。

半夏、桂枝、甘草、生姜各一两。

㕮咀，以水三升，煮一升，每一盏，细呷之。

庞曰：君子春夏养阳，秋冬养阴，顺天地之刚柔也。谓时当温，必将理以凉；时当暑，必将理以冷，凉冷合宜，不可太过，故能扶阴气以养阳气也。时当凉，必将理以温；时当寒，必将理以热，温热合宜，不可太过，故能扶阳气以养阴气也。阴阳相养，则人气和平。有人好摄生者，盛暑亦复衣避风，饮食必热，而成发黄脱血者多矣。盛寒之时，方宜暖，当服以凉药而成吐利腹痛者多矣。此皆凭庸人妄传，以为实理，往往横夭而尚不觉知，深可伤也。此是平人将理之法，其有夙热痼冷者，须当顺其性尔。

解华佗内外实说

《魏志·华佗传》有府吏倪寻、李延共止，俱头痛身热，所苦正同。佗曰：寻当下之，延当发汗。或难其异，佗曰：寻外实，延内实，故治之宜殊。即各与药，明早并起。某深疑陈寿误用内外字，非华佗本意也。病者头痛身热，恶寒，为阴邪外实，法当发汗；病者头疼身热，但蒸蒸发热，不恶寒，为阳邪内实也，法当下之。所谓外实者，外为阳为表也。阳气为寒所折，争于表间，阳衰而阴胜，故发热复有恶寒之证，可以汗而发之，以复阳气也。所谓内实者，内为阴为里也，极阴变阳，寒甚生热，阳气反胜而入里，故胃腑内实，蒸蒸作热，不恶寒，可以泄利，以复阴气。言实者，非正实，乃邪实也。《素问》云：邪气盛则实。所以知佗传内外二字差谬矣。

辨论

近世常行煮散，古方汤液存而不用。盖古方升两大多，或水少汤浊，药味至浓。殊不知圣人专攻一病，决一两剂以取验，其水少者，自是传写有舛，非古人本意也。唐自安史之乱，藩镇跋扈，至于五代，天下兵戈，道路艰难，四方草石，鲜有交通，故医家省约，以汤为煮散。至有未能中病，疑混而数更方法者多矣。沿习至今，未曾革弊，古方汤液，实于今世为无用之书。唐徐氏《大和济要方》减其升两，虽则从俗，患其太省，故病未半而汤剂已竭，鄙心患之。自顾抄撮斟酌，积三十余年，稍习其事，故敢裁减升两，庶从俗而便于行用。或一方而取半剂，或三分取一，或四分取一，或五分取一，或增其水有可以作煮散者，有病势重专用汤攻者。或云：古升秤省三升准今之一升，三两准今之一两，斯又不然。且晋葛氏云：附子一枚准半两。又云：以盏当升，以分当两。是古之升秤与今相同，许人减用尔。今之为医者，多是愚俗，苟且衣食，贪冒货贿，大方广论，何以该通？唯密窖鄙浅方技，使人不窥其隙，以自矜大，乘便为神工致远，恐泥其夭枉，固已多矣，鲜有多闻博识者。虽时有之士大夫，咸鄙其为术。自非不顾流俗，以拯济为心，则不能留神焉。今解释前言，详正脱误，择其笃论，删其繁方，仍增入新意，不敢穿凿，冀新学易见，览斯文已得七八矣。此方皆古圣贤撰用，其效如神，更不一一具姓名，载其所出。其间自有所见，经手得验者，其缉成卷，在识者览而知焉。

上苏子瞻端明辨伤寒论书

安时所撰伤寒解，实用心三十余年。广寻诸家，反复参合，决其可行者始敢编次；从来评脉辨证，处对汤液，颇知实效，不敢轻易谬妄，误人性命。四种温病、败坏之候，自王叔和后，鲜有明然详辨者，故医家一例作伤寒行汗下。伤寒有金、木、水、火四种，有可汗、可下之理。感异气复变四种温病，温病若作伤寒行汗下必死，伤寒汗下尚或错谬，又况昧于温病乎？天下枉死者过半，信不虚矣。国家考正医书，无不详备，虽此异气败坏之证，未暇广其治法。安时所以区区略意，欲使家家户户阅方易为行用，自可随证调治，脉息自然详明，不假谒庸粗，甘就横夭者也。设有问孙真人云：今时日月短促，药力轻虚，人多巧诈，感病厚重，用药即多。又云：加意重复用药乃有力。自孙真人至今，相去逾远，药反太轻省，何也？安时妄意，唐遭安史之乱，藩镇跋扈，迨至五代，四方药石，鲜有交通，故医家少用汤液，多行煮散。又近世之人，嗜欲益深，天行灾多，用药极费。日月愈促，地脉愈薄，产药至少。何以知之，安时常于民家，见其远祖所录方册，上记昔事迹，其间有广顺年，巴豆每两千二足，故以知药石不交通也。且温疫之病，周官不载；斑疮豌豆，始自魏晋；脚气肇于晋末，故以知年代近季，天灾愈多，用药极费也。礜石、曾青之类，古人治众病痼瘕大要之药，今王公大人家尚或缺用，民间可知矣。人参当皇祐年，每两千四五，白术自来每两十数文，今增至四五百，所出州土，不绝如带，民家苗种，以获厚利，足以知地脉愈薄，产药至少矣。汤液之制，遭值天下祸乱之久，地脉薄产之时，天灾众多之世，安得不吝惜而为煮散乎。故今世上工治病，比之古人及中工者幸矣。设有问今之升秤，与古不同。其要以古之三升，准今之一升；古之三两，准今之一两。虽然如此，民间未尝依此法，而用古方者，不能自解裁减。又如，附子一枚准半两，是用一钱三字为一枚，使人疑混，如何得从俗乎？安时言唐大和年，徐氏撰《济要方》，其引云：秤两与前代不同，升合与当时稍异。近者重新纂集，约旧删条，不惟加减得中，实亦分两不广。又云：今所删定六十三篇，六百六首。勒成六卷，于所在郡邑，标建碑牌，明录诸方，以备众要。又云：时逢圣历，年属大和，便以《大和济要方》为名。备录如左，已具奏过，准敕颁行。此方已遭兵火烟灭。安时家收得唐人以朱墨书者，纸籍腐烂，首尾不完，难辨徐氏官与名。即不知本朝崇文诸库，有此本否。安时谓裁减古方，宜依徐氏，以合今之升秤；庶通俗用，但增其药之枚粒耳。是以仲景诸方次第，复许减半，芍药汤中载之详矣。陶隐居云：古今人体，大小或异；脏腑血气，亦有差焉，请以意酌量药品分两，引古以明，取所服多少配之。或一分为两，或二铢为两，以盏当升可也。若一一分星较合，如古方承气汤，水少药多，何以裁之？所以《圣惠方》煮散，尽是古汤液，岂一一计较多少。治病皆有据，验在调习多者，乃敢自斟酌耳。设有问暑热重于温病者，宜行重复方，却多行煮散者何？安时谓夏月多自汗，腠理易开，经云：天暑地热，经水沸溢，故用煮散。或有病势重者，即于汤证之下注云：不可作煮散也。如此之类者颇多，聊引梗概。俗云：耕当问奴，织当访婢。士大夫虽好此道，未必深造，宫妒朝嫉者众，吹毛求瑕，安不烁金，更望省察狂瞽之言。千浼台听，悚息无地。

某再拜